かかりつけ医
&病院
広島

かかりつけ医シリーズ ⑩

百歳まで元気編

医療評価ガイド編集部　編著

南々社

患者目線の「良いかかりつけ医・病院」がわかる

　本書は、編集部が広島の総合病院や診療所など複数の医師を取材して、信頼できる医師を推薦してもらい、**地域性なども考慮して選んだ 51 の医療施設のかかりつけ医や病院を紹介しています。**推薦基準は、「医師本人や、その家族が病気になったときに診てもらいたい、患者のこころに寄り添う、かかりつけ医」です。

　51 の医療施設へのインタビューを通して、具体的な診療内容やポリシー（診療方針）、医師の略歴や横顔、各施設が精通する治療について、紹介しています。

　もちろん、本書に掲載した医師のほかに、広島県内には多くの優れたかかりつけ医や病院があります。

　本書は、あくまでも編集部の「一つの見方」にすぎません。

　百歳まで元気に過ごすために、**良い医師を見つける目を養い、「患者力」を高め、**自分に合った信頼できるかかりつけ医や病院を選ぶ参考書として、ご活用ください。

医療評価ガイド編集部

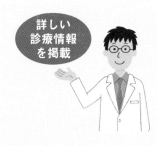

詳しい
診療情報
を掲載

かかりつけ医の上手なかかり方

広島大学病院　総合内科・総合診療科

伊藤 公訓 教授・副病院長

いとう・まさのり。1988年広島大学医学部卒業。広島大学病院消化器・代謝内科診療教授などを経て、2019年より現職。副病院長。総合内科・総合診療科長。日本内科学会認定総合内科専門医、日本消化器病学会認定消化器病専門医、日本消化器内視鏡学会認定消化器内視鏡専門医。専門は、消化器内科学と総合診療医学。

かかりつけ医は、どうして必要なのか。かかりつけ医を持つことの意味をはじめ、上手な活用法、かかりつけ医と総合診療医についてなどを、広島大学病院総合内科・総合診療科の伊藤公訓教授に伺いました。

健康に関することを何でも相談

　かかりつけ医とは、どのような存在を指すのでしょうか。「健康に関することを何でも相談できるうえ、最新の医療情報を熟知して、必要なときには専門医、専門医療機関を紹介してくれる、身近で頼りになる地域医療、保健、福祉を担う総合的な能力を有する医師」と、国や日本医師会ではかかりつけ医を定義しています。

　かかりつけ医は内科医だと思われがちですが、どの診療科の医師であってもかかりつけ医と呼ぶことができます。病院の医師か、クリニックの医師か、どの診療科かを問うものではなく、どの医師がかかりつけ医なのかは患者に

よってさまざまで、患者の自由な意思によって選べます。日常生活での健康に関する相談や、体調が悪いときにまず話ができ、自分が信頼できると思う医師をかかりつけ医と呼べばよいのです。

増えている総合診療医とは

　現代社会では、医療分野の専門分化が高度に進み、ほとんどの医師は自分の得意とする臓器専門分野を持っています。今、町で開業している医院やクリニックも、ほとんどが得意分野を標榜しています。診療科が細分化されて、自分の病気に対応した診療科を患者が受診することができるようになったのは良いことで、その意味で臓器専門医は必要ですが、一方でよく聞かれるのが、細分化しすぎて、自分が困っている症状に関して、どこを受診すればよいのかわからないといった声です。

　高度細分化した専門医療と、必要とされている医療のギャップ。こうした社会の傾きを戻し、問題を解決するために、近年は総合診療医が患者の症状から適切な診療科を選択してくれる総合診療科を設ける病院が増えてきました。

　総合診療医とは、プライマリケア（総合的に診る医療）と地域の健康問題への対応ができる医師と定義付けられ、「急性期から慢性期までの病院医療チームにおいてリーダーシップ、マネジメントスキルを発揮し、病院ケアでの患者の健康管理を最大化することのできる医師」（日本病院総合診療医学会）です。総合診療医には、さまざまな症状や疾患に対応できる最新の医学知識、コミュニケーション能力、マネジメント能力、さらに地域と密接にかかわる医療を展開する総合的な力が求められます。

　そんな総合診療医を育てるというミッションは、以前はありませんでしたが、国の施策として総合診療医を育成するシステムが設けられ、2018年から総合診療専門医制度がスタートし、運用が始まっています。大学病院や総合病院でさまざまな症状を訴えて来院する患者のコンシェルジュのような役割を担ったり、また、在宅医療で内科・外科を問わずに診察する医師などが専門医の資格を取得したりしています。2023年3月現在、広島県内では6人の総合診療専門医が活躍しています。

患者と大きな病院をつなぐ

　それでは、どこを受診するか迷ったときは、大きな病院の総合診療科を受診すればよいのではないか。そう考える人も多いと思いますが、実はそれは「NO」です。

　大学病院や総合病院は、専門診療は得意ですが、専門外の診療への対応は得意ではありません。病院総合診療医は、さまざまな症状や疾患に対応できる最新の医学知識を身につけていますが、それが最も生かされるのは高度医療の中でも非常に診断が難しい人や、複数の疾患を抱えていて治療に難航するような人に対してです。大学病院や総合病院にかかりつけ医としての機能はあまり期待できません。いろんな診療科をたらい回しにされ、結果として時間がかかり、患者に対して肉体的にも経済的にも負担を与えてしまうことになりかねません。

　患者と大きな病院とをつないでくれるのが、地域のかかりつけ医です。

かかりつけ医を持つことのメリット

　かかりつけ医を持つことが推奨される背景には、高齢社会に伴って膨れ上がっている医療費の問題もあります。2018年からは、大きな病院を受診するときは、紹介状がなければ選定療養費が患者に負担されるようになっています。

　最初はかかりつけ医に診てもらい、初期の治療、健康管理、慢性疾患の診療、訪問診療などを受けます。かかりつけ医での対応が難しいケースは、適切な専門的治療が受けられる総合病院（急性期病院）への紹介状を書いてもらい、そこでの治療が終わって症状が安定したら、また地域のかかりつけ医に逆紹介してもらうことができます。かかりつけ医は、回復期リハビリ、療養型病床、介護サービスなどとも連携しており、患者の自立をサポートしてくれる存在です。

　日本では、昔から地域で何でも診てくれるお医者さんの存在がありました。かかりつけ医の原点でしょう。日常生活における健康の相談から傷病による受診や通院など、子どもから高齢者までどの世代の人にとっても健康を

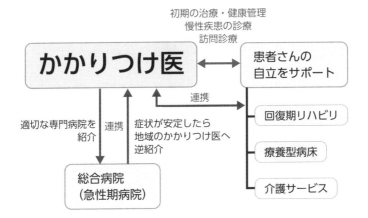

サポートしてくれる頼れる存在となるのが、かかりつけ医です。病気を治す
というより、人を診る。人を治す。それができるためには患者としっかりコ
ミュニケーションをとり、信頼関係を築き、患者だけでなく家族や家庭環境、
背景にある事情、その人が生活する地域社会まで理解していなければ、患者
を全人的（人を、身体・心理・社会的立場なども含めた総合的な観点から取
り扱うさま）に診ていくことはできません。

　「病気」と「病い（やまい）」は異なります。「病い（やまい）」は患者が病
気だと思う気持ちであり、かかりつけ医は患者の気持ちに寄り添って、「病
い（やまい）」まで治せる人です。地域で多くの患者を診てきた医師として
の経験値も加わり、大学病院を直接受診するよりよほど早く、治療に関し適
切な判断ができることも多いのです。日頃の健康状態を知ってもらえて、症
状に応じた専門医をスムーズに紹介してもらえ、病気の予防や早期発見・早
期治療にもつながるなど、かかりつけ医を持つことのメリットは大です。

　日頃から健康に留意しているので医者とは縁がないという方がかかりつけ
医を見つけるためには、まず予防接種や健診などの機会に近くの診療所や医
院を気軽に受診することをお勧めします。そこの医師とコミュニケーション
がとれるか、信頼できるかなどを判断して、自分でかかりつけ医を選んでく
ださい。

広島市以外　11施設

※本書で紹介する医院などの情報は、2023年4月現在のものです。

30年以上にわたり、糖尿病や甲状腺疾患を専門に診療

江草玄士クリニック

得意分野
糖尿病、脂質異常症、
動脈硬化症、甲状腺疾患

江草 玄士　理事長

🏠 広島市中区八丁堀 12-4
八丁堀わかばビル 3F

☎ 082-511-2666

🕐 診療時間：8:00～12:30／14:30～17:30
🛏 休 診 日：土曜午後、水・日曜、祝日
🚗 駐 車 場：なし
💳 H 　P：あり
👪 スタッフ：看護師3人、検査技師3人、管理栄養士1人
💉 主な機器：採血検査、心電図検査、超音波検査(エコー)、ABI検査、眼底検査、胸
部レントゲン検査が可能

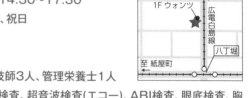

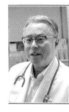

広島県生まれ。1977年広島大学医学部卒業。1981年に糖尿病・
コレステロールなどの動脈硬化の研究のため米国へ留学、国立衛生
研究所客員研究員。1983年広島大学附属病院内科医員。1994年
同院講師。1999年中国労災病院代謝内分泌科部長。2000年江草
玄士クリニック開設。日本糖尿病学会認定糖尿病専門医。

●患者と二人三脚で健康管理を

　糖尿病、脂質異常症、動脈硬化症、甲状腺疾患を専門とし、30年以
上に及ぶ国内外の研究成果と臨床経験に基づいた治療を行っている。
専門クリニックの特徴として、内臓肥満、高血圧、脂質代謝異常、イ
ンスリン抵抗性などの動脈硬化を引き起こすリスクを持っている人が
多い。全国的に急増している糖尿病患者は、同院の来院患者の7～8
割を占めている。江草院長は、病気の特徴と治療を分かりやすく説明し、
長い目で見ながら患者と二人三脚でしっかりと健康管理を行っている。
患者のQOL（生活の質）を著しく低下させる合併症については、無散
瞳眼底カメラ*1による眼底検査、頸動脈エコーなど適宜行い、早期発
見に努めている。

　早期に動脈硬化病変を把握するためには、頸動脈エコーが有効であ

る。同院では初診時にすべての患者に頸動脈エコーを実施し、動脈病変の状態を観察する。

●最新の知識を取り入れ治療に生かす

院長は、日本糖尿病学会認定の専門医・指導医であり、糖尿病患者の血糖値や体重の管理だけでなく、網膜症、神経障害、腎障害の管理、脳卒中や心筋梗塞にもつながる動脈硬化症の早期発見、治療にも取り組んでいる。日本動脈硬化学会にも長年にわたり所属し、脂質異常症に関しても常に新しい情報を取り入れて、治療に生かしている。

●スピード感を持って、周辺クリニックとの連携

周辺エリアには、経験豊富な専門医が集まっており、脳神経外科、循環器内科、消化器内科、呼吸器内科などの専門クリニックとネットワークを構築している。また、放射線科クリニックとも連携し、CT、MRIなどを迅速に行える環境を整えている。そういう意味では総合病院で診療を受けているのと変わらず、必要があれば、スピーディーに他科の診療を受けられる。緊急の場合は総合病院との病診連携もできているため安心である。

院長の診療ポリシーは、「患者さんに治療内容、病気を理解してもらうため、分かりやすく説明する。本当に必要な検査は行うが、検査や薬の処方に関してなるべくコストをかけさせない」。常にスピードを意識し、患者が無駄な時間や労力を使わなくてもすむように心がけている。

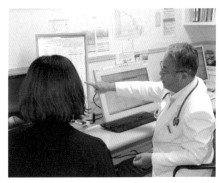

画像やデータを見せながら、分かりやすい説明を心がけている

＊1　瞳孔を広げる薬を使わなくても撮影できる眼底カメラ

百歳まで元気に過ごすために　糖尿病の合併症の予防には、①早期発見、②早期治療開始、③治療を中断しないことが大事です。患者さんのライフスタイルに合せた治療を提供できるように、日々診療しています。

循環器疾患を熟知した的確な診療、訪問診療にも実績多数

榎木内科・循環器科医院

得意分野
循環器内科、呼吸器内科、消化器内科、代謝内科

榎木 俊彦 院長　**榎木 尚子** 副院長

🏠 広島市中区江波南
1-39-9

☎ 082-291-8101

🕐 診療時間：9:00〜13:00／15:00〜18:00
　　　　　　※訪問診療・往診は月曜〜金曜
　　　　　　13:00〜15:00／18:00以降

🏥 休 診 日：土曜午後、日曜、祝日

🚗 駐 車 場：2台

♿ H　　P：あり

👥 スタッフ：医師2人、看護師3人、医療事務2人

💉 主な機器：超音波検査装置（心臓、腹部、頸動脈）、胃カメラ、運動負荷心電図、24時間心電計、動脈硬化検査（脈派伝播速度）、肺機能検査、骨粗鬆症検査、など

●「よく聞き、よく把握」し、身体診察も重視

　院長は循環器専門医として高血圧や心疾患、脳血管疾患などの診療に長け、豊富な知識と臨床経験を生かして、糖尿病や脂質異常症なども専門的な診療で対応している。外来に加えて訪問診療にも長年取り組んでおり、患者の年代も20〜90歳代までと幅広い。副院長も内科医として、週1〜2日診療を行っている。

　診療ポリシーは「患者さんやご家族の話をよく聞き、患者さんのための診療に生かす」こと。問診を丁寧に行い、聴診、打診、触診などの身体診察を行うことを基本としている。

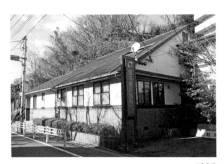

外観

例えば、「聴診器で心臓の音を聞くと、弁の異常や不整脈、心不全やその兆候などが把握でき、触診で心臓肥大の有無なども分かります」。身体診察は、患者の反応を見ながら行うことができ、多くの情報が得られる、という。同院には各種の検査機器も充実している

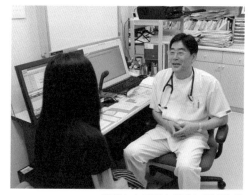

患者さんの話を親身に聞く院長

が、院長は画像や検査の数値だけで判断するのではなく、「まず、聴診や触診などを行います」と話す。

この身体診察には技術を要する。一朝一夕に身につくものではなく、「臨床経験と本人の努力、指導者の存在も大きいです」。精密検査が必要となれば、広島市民病院や広島日赤病院、県立広島病院など、最新の検査機器や設備が整った病院へ紹介している。

また問題ないと診断した疾患でも、患者の不安を払拭できるならと、自院への再診や各科の専門医紹介することもいとわない。診断結果については、患者が理解できるよう詳しく丁寧に説明している。

●合併症や併存疾患を把握し、的確な薬物治療を行う

外来で多いのは高血圧や不整脈、糖尿病、脂質異常症など。患者は、口コミや院長がホームページから発信している循環器系疾患についての「お知らせ」を見て、遠方からも来院する。

高血圧は自覚症状のないことが多く、若い世代は健康診断の結果を受けて来院するケースが目立つ。高齢になると糖尿病に高血圧が合併していることも多く、その場合、動脈硬化が進み脳梗塞や心筋梗塞などのリスクが高まる。そのため「何歳であろうと、高血圧の治療は必要です。90歳代で薬をやめたら脳出血を起こした患者さんもいました。食生活などの生活習慣の改善を説明し、身体活動（運動）も取り入れていただき、そして、患者さんに合った薬を使って、コントロールしていくことが大切です」

17

閉塞性動脈硬化症は高血圧や糖尿病、脂質異常症などに起因することが多いため、原因疾患の治療はもちろん、運動リハビリや薬物療法が効果的。血管が詰まりそうな場合は総合病院でのカテーテル治療を選択するが、治療の際に使う造影剤は腎機能に影響を及ぼすため、「高齢の患者さんなどにはリスクがあります。何か変だなと思ったら、早めの受診をおすすめします」

高齢の患者は、骨や関節などの病気や、ぜんそく、白内障など、併存疾患を持っていることも多いため、薬の飲み合わせや処方薬の量の加減についても留意している。

●患者が穏やかに過ごせるよう、訪問診療でサポート

30年以上続けている訪問診療の対象は、認知症や脳卒中の後遺症、骨粗しょう症などで外来受診が困難な患者や、総合病院で大きな手術を受け、帰宅後の診療を依頼された患者などで、80歳代や90歳代の患者が多い。

「積極的な治療をする場合とそれが困難な患者さんの場合、精神的・肉体的な苦痛や不安に寄り添い、そして、余命を全うする手助けをしたい」との思いで、医院の昼休みや夕方18時以降、1日に十数人の患者を診療している。近隣から五日市方面まで、聴診器や採血器具、血圧計などを携行して訪問。「患者さんやご家族の意向を尊重しながら、じっくり丁寧に診療するよう心がけています」。家族に疲れが見える場合は、介護の検討や施設を探したりもする。院長の訪問を心待ちにしている患者も多く、これまで何人もの患者の看取りも行ってきた。

訪問診療を始めたきっかけは、地域に根付き、訪問診療をしていた父の姿を見ていたから。「これからも、患者さんやご家族に寄り添っていきたいと思います」

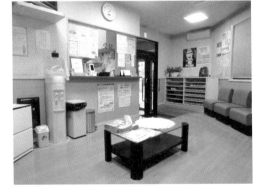

待合室

榎木 俊彦 院長

（えのき・としひこ）

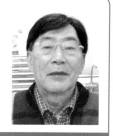

PROFILE

経　　歴	日本医科大学医学部卒業。広島大学病院第２内科に入局後、1992年から現職。	
実　　績	循環器（高血圧、不整脈、心不全）患者数／約5,000人（2021～2022年）	
資　　格	日本循環器学会認定循環器専門医	
趣　　味	ドライブ、家族旅行	
モットー	患者のための診療	

●院長の横顔

　開業医の父のもとには、よく電話がかかり往診をしていた。そんな父の姿を見て、医師の道へ。大学時代、循環器内科の教授の授業に強く惹かれ、循環器科を選択した。広島大学に入局後は臨床に力を入れ、カテーテル検査などを多く手がけた。勤務医時代は、循環器を中心にさまざまな事を学び、貴重な症例も多数経験した。「医者は一生勉強すべきもの」と考え、医学論文などを毎日１～２時間は読み研鑽を重ねている。多忙な日々を過ごしているが、これまで培ってきた経験や得た知識を生かし、同院のホームページで循環器系疾患などについて詳しく解説。そうした疾患で悩む人の一助となっている。

●院長からのメッセージ／百歳まで元気に過ごすために

　例えば脈が速いとか胸が痛いとか、他のどんな症状でも普段と違う体の症状や心配事があれば、いつでも相談してください。

痛みをコントロールし、体に負担が少ない胃・大腸内視鏡検査に定評

沖胃腸科クリニック

内視鏡診断をベースとした消化器疾患の治療

沖 眞 院長

🏠 広島市中区上八丁堀 8-26
メープル八丁堀 2F
☎ **082-223-0303**

🕐 診療時間：9:00〜12:00／15:00〜18:00
月曜〜土曜の午前中は、予約制の検査のみ

🛌 休 診 日：水・土曜午後、日曜、祝日（一般外来は午後のみ）

🚗 駐 車 場：1台

🚊 H　　P：あり

👥 スタッフ：医師1人、看護師6人、受付3人

💉 主な機器：内視鏡4台、各種スコープ、超音波診断装置

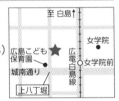

広島県生まれ。1979年順天堂大学医学部卒業。医学博士。1981年同第一外科入局。1988年同第一外科助手。1989年大腸内視鏡の研修のため、米国のニューヨーク・ベス・イスラエル病院、新谷クリニック・ニューヨークに留学。1990年新谷弘実クリニック・東京に勤務。1991年沖胃腸科クリニック開設。

●消化器外科医が行う内視鏡検査・診断

　内視鏡を得意とする消化器専門クリニックで、消化器の中でも食道から大腸までの消化管が専門。1991年、内視鏡検査は痛いのが当たり前の時代に、西日本初の痛みのない内視鏡クリニックをめざして開院した。開院以来約4万人に対し、約12万4,000件の胃・大腸内視鏡検査を沖院長一人で実施（同院・胃約6万6,000件、大腸約5万8,000件（1991〜2022年））。大腸内視鏡検査の盲腸到達率は99.9％、平均到達時間は4分20秒。

　沖院長は本来、消化器外科医であり、多くの外科手術に携わった経験を持つ。一方で、世界で初めて「新谷式」と呼ばれるコロノスコープの挿入法を考案した新谷弘実氏の下で大腸内視鏡技術のトレーニングを長く積んできた。外科・内科の両方の観点を持って消化管を診る

ことができる。

●患者全員に痛みのない検査を

人が検査をためらうのは、病気への不安と検査自体への不安が要因として考えられる。胃・大腸内視鏡検査は、痛みを伴う検査なので、痛みに対する不安感を取り除くことが大切と考える。痛みへの不安や嫌悪感から内視鏡検査を受けないまま過ごし、その結果、進行がんの発見が遅れた例は少なくない。痛みをなくすことは患者の検査の受容性を増やすことになるため、100％の人に痛みなく行うように努力している。

鎮痛剤の効き方は個人差が大きい。そのため検査の前投薬の処方は一人ひとり全く違うオーダーメイドになる。高齢者、咽頭反射の強い人、術後などで癒着の強い人、大腸が非常に長い人など痛みのコントロールの難しい人でも痛みなくできることをめざす。そこに生かされるのは、院長ならではの鎮静・鎮痛剤の知識と技術、豊富な経験、さらに呼吸と血圧の管理に関する知識である。

●大腸内視鏡検査は約4分で盲腸まで到達

大腸内視鏡検査は大腸の構造上どうしても見落としやすい検査であるが、「一番奥の盲腸まで観察しないと意味がない」と指摘する。大腸の形は患者によって違い、挿入困難な患者もいるが、簡単なケースなら50秒、ほとんどの人は4分以内で盲腸まで到達する。検査で見つかった大腸ポリープは、将来がん化する恐れがあるため、特別な場合を除いてその場で切除する。大腸内視鏡検査はがん予防の意味もあるのである。

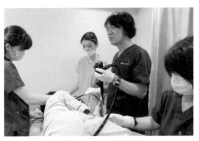

3種類の鎮痛剤を組み合わせて
検査の痛みをコントロール

百歳まで
元気に
過ごすために

大腸がんと大腸憩室症が急増しています。いずれも極度の食事の欧米化が原因と考えられます。今一度和食を見直しましょう。お米は繊維が豊富で、排便や腸内細菌叢の改善にも役立ちます。

広島ブレストセンターで中心的役割。乳腺診療を総合的にサポート

香川乳腺クリニック

得意分野

乳がんの検査・診断・治療、術後のフォローアップ、後遺症対策

香川 直樹 院長

🏠 広島市中区三川町1-20
ピンクリボン39ビル6F

☎ **082-240-1181**

🕐 診 療 時 間：9:00〜13:00／15:00〜18:00 ※予約制
🛏 休 診 日：木・土曜午後、日曜、祝日　※臨時休診あり
🚗 駐 車 場：提携駐車場あり(ヒロシマパーキング・
　　　　　　　広島セントラルパーキング1時間無料)
🏥 H　　　P：あり
👥 スタッフ：医師3人(非常勤2人)、看護師5人、医療事務3人
💉 主な機器：乳房用超音波画像診断装置

↑至 八丁堀
新天地公園
ドン・キホーテ
新天地交番
中央通り
ヒロシマパーキング

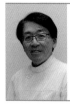

1986年広島大学医学部卒業、同大第二外科入局。1997年〜2008年県立広島病院勤務(乳腺外科医)。2008年同一般外科部長を辞して、香川乳腺クリニック開院。日本乳癌学会認定乳腺専門医、日本外科学会認定外科専門医。同院は日本乳癌学会認定施設。

●検診・診断から治療、後遺症対策までトータルで医療提供

　がんの中で国内の女性が罹患する(病気にかかる)割合が最も高いのが、乳がんである。乳がんの主な原因は、遺伝、食事なども含めた生活習慣、女性ホルモンの3つだが、閉経後の肥満、運動不足やたばこなども関係する。

　広島市中心部・中央通り沿いにある「ピンクリボン39ビル」は、"乳腺診療"という同じ目的を持つ複数のクリニックが1つのビルに集まり、「広島ブレストセンター」として医療を提供している。

　乳がん患者が急増する中で拠点病院の負担も減り、2008年のオープン以来、地域の乳がん医療に大きく貢献している。乳がんの診断・治療専門クリニックである同院は、その中心的役割を果たしており、乳がんの診断と、手術・放射線治療以外の治療を担っている。

検診で乳がんが疑われた患者の精密検査を行い、その結果、乳がんと診断したら、基幹病院へ紹介し、手術後のフォローアップにも対応している。

●豊富な経験をもとに、確実な診断をめざす

マンモグラフィ検査は同ビル内の専門クリニックに依頼し、担当医師と2人でダブルチェック（二重読影）し、確実な診断をめざす。乳腺エコー（超音波検査）はハイグレード機種を2台設置し、効率良く診療を進める一方で、病状説明などには時間をかけて詳しく説明する。

マンモグラフィ、エコーの各検査結果によって、さらに詳しい組織検査が必要な場合は、過剰な検査に配慮しながら、細胞診*1、針生検*2、マンモトーム生検*3 を選択。早期のもので、判別が難しい非常に小さな腫瘍でも、院長の豊富な臨床経験を生かし、診断している。

手術、放射線治療が必要であれば、がん拠点病院に紹介する。手術後は、同院に戻り、抗がん剤治療やホルモン療法を受けることができる。

●患者がより良い生活を過ごすための活動

院長は術後のリンパ浮腫（リンパ液がたまってむくんだ状態）予防にも力を入れ、広島リンパ浮腫研究会を立ち上げて、県内各地で勉強会や研修を開催し、予防の大切さの啓発に努めている。

乳がん患者の妊娠・出産は、現在では再発率を上げるわけではないことがわかってきた。同院では一定の条件のもとに、いったん治療を中断し、出産後に治療を再開することができる。妊娠・出産だけでなく、患者が元通りの生活へ復帰するための支援にも力を入れている。

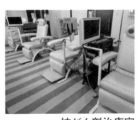

抗がん剤治療室

＊1　病気が疑われた部分から取った細胞を、顕微鏡などで調べ、何の病気であるかを診断すること
＊2　専用の針で組織の一部を切り取って、顕微鏡などで調べる検査
＊3　細胞診や針生検よりも採取する組織量が多く、より確実な診断をするための検査

百歳まで元気に過ごすために 乳がんから命を守るためには早期発見ときちんとした治療が大切です。少しでも「おかしいな」と思う症状があれば気軽に受診し、がんと診断されたらきちんと治療しましょう。

生活習慣病の中でもとくに糖尿病診療に注力

河面内科医院
（こうも）

河面 智之 院長

🏠 広島市中区富士見町
5-6

☎ 082-249-5456

🕐 診療時間：9:00〜13:00／15:00〜18:00

🈺 休 診 日：木・土曜午後、日曜、祝日

🚗 駐 車 場：2台

🅟 H　　P：あり

👥 スタッフ：医師1人、看護師2人、栄養管理士1人、
　　　　　　臨床検査技師1人、事務員2人

💉 主な機器：血圧脈波検査装置、微量血液検査システム

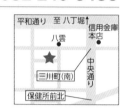

●「かかりつけ医」として地域に寄り添った治療

　地域のかかりつけ医として一般内科診療を行うほか、往診や認知症患者などの在宅訪問診療や、電話相談にも対応している。重大な疾患が見つかれば、広島赤十字・原爆病院や広島県立病院、広島市民病院など連携病院の専門家を紹介。そして連携病院での治療後は、症状が安定して退院したあとのフォローが必要な患者を受け入れている。また糖尿病、代謝内科を専門とする院長は、他院から糖尿病の疑いがあると診断され、紹介されてきた患者の診療にも積極的に取り組み、糖尿病腎症（じんしょう）など、合併症を早期発見するための体制も整えている。

　同院では、常駐している管理栄養士が糖尿病患者の食事指導にあたるほか、外来患者に対して食事に関する相談にも応じている（木・土曜を除く）。「患者さんのために何ができるか」を常に考えながら、すべての患者さんに対して『自分の大切な家族なら、こんな治療をしたい』と思える治療を行うよう、6人のスタッフ全員が気持ちを一つにして診療・治療にあたっています」と院長。コロナ禍で一時中断していたが、セミナーなども開催し、最新の医療情報を取得する努力も怠らない。

専門とする糖尿病に関しては、「合併症は、糖尿病を発症すると老化とともに必ず進行していきます。血糖コントロールを早期から行って、神経や網膜、腎臓、心臓、脳、大血管などに出る合併症の発症をできる限り先送りし、自分の寿命より先に延ばしていけば、五体満足で人生を最期まで笑って過ごすことができます。多くの患者さんにそういう人生を送っていただけるような医療をめざしたいです」という信念で、患者に向き合っている。

●糖尿病による合併症を早期発見、治療に尽力

糖尿病は初期段階での自覚症状がほとんどなく、進行するにつれて、疲れやすい・口が渇く・体重減少・手足のしびれなどの症状が現れてくる。「自覚症状がないため、血糖値が高いと患者さんにお伝えしても、体の中で何が起こっているかイメージしにくい。そのため当院では初めて受診された患者さんには、糖尿病がどんな病気なのかを理解していただくことから始めます」と院長。血糖値がなぜ高くなるか、血糖値が高いとどんなリスクがあるのかをイメージしやすいように丁寧に説明することを心がけている。

糖尿病が進行すると、糖尿病網膜症や糖尿病腎症、神経障害といった重度の合併症を伴うことがある。放置しておくと失明したり、末梢神経障害により足の怪我に気付かないまま放置すると足が壊疽(皮膚や皮下組織などの細胞が死滅して腐ってしまうこと)になる可能性があり、最悪の場合には足の切断など、生命の危険やQOL(生活の質)低下が避けられなくなる。

治療は管理栄養士による栄養指導、意識的に歩くように心がけるなどの運動療法が柱。薬物治療は補助的な役割を担う。食事療法を

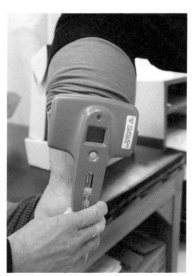

足の外くるぶし付近にあてるコンパクトな神経伝導検査装置。神経障害の有無や程度を評価

行う前に現在の食生活を見直し、治療に対する動機づけを高め、治療を習慣として身につけることが必要であると考える。

糖尿病は生活習慣や環境、性格が影響している疾患。そのため治療を行うには、患者の置かれている背景なども十分に考慮する必要がある。「糖尿病をはじめとする生活習慣病はなるべく早い時期からの医療介入が有効」と院長。できるだけ早く見つけて、血糖スパイク（急激な血糖の変動）をなくすことが重要と考える。「自覚症状がなくても、検査を受けましょう」

●医療機器の活用で、生活習慣病の予防や早期発見へ

院内は圧迫感のないように、明るく自然を感じさせる暖色系の色使いにこだわる。「待ち時間ができた際には、ソファでくつろいでいただき、受付に置いてある水槽をご覧になりながら、リラックスしていただければと思います」と院長は話す。

症状や合併症の有無を迅速に把握するために、さまざまな医療機器も活用。炎症反応を測定する装置や血圧、血管年齢を測定する装置をはじめ、血糖値を長時間の間隔で測定できる機器を使い、その変動幅を見て治療の効果を確認したり、血清タンパク質の一種であるシスタチンCや尿中の微量アルブミンを測って、早期の腎機能障害の発見に役立てている。

そのほかにも、血圧測定と同じ感覚で脈波を測定できる検査装置で動脈の固さを調べたり、末梢神経へ伝わる電気的活動の速度を測定できる神経伝導検査装置を備え、神経障害の診断に役立てている。

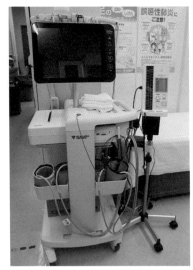

血圧脈波検査装置と自動血圧計

河面 智之 院長
（こうも・ともゆき）

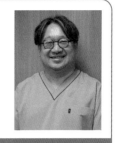

PROFILE

経　　歴	1970年広島市中区生まれ。1996年順天堂大学医学部卒業後、広島大学病院内科、広島赤十字・原爆病院血液内科で研修。国立療養所柳井病院、安芸市民病院、広島大学分子内科学、JA広島総合病院、厚生堂長崎病院、一陽会原田病院、市立三次中央病院などを経て、2012年河面内科医院副院長、2015年より現職。
実　　績	患者数2,191人（2021年1 ～ 12月）
趣　　味	ドライブ、写真（写真は主に人物・風景を撮影。医師会便りの表紙を飾ったことも）
モットー	いつも前向きに

●院長の横顔

　江戸時代から9 ～ 10代続く医師の家系で、呼吸器内科医として地域の患者のために尽くす父の姿を見て育つ。中学生の頃は人の心の動きに興味を持ち、精神科医になりたかった。「人はなぜ愛するのか」「人はなぜ死がこわいのか」などについて医学的に解明できないかと思っていた。しかし、実家の影響もあって内科の道へ。広島大学病院内科で研修した際に、糖尿病・代謝内科医の指導医から、「糖尿病は愛だ」と言われたことに大きな影響を受けた。

　内科の疾患の中でも糖尿病は、人の生活習慣や環境、性格が影響を及ぼしている疾患。そのため、治療を行うには患者の置かれている背景なども十分くみ取る必要があり、それが自分のめざしたいことに近いと感じた。以来、糖尿病・代謝内科医として糖尿病の治療に尽力しながら、一般内科診療にも取り組んでいる。

●院長からのメッセージ／百歳まで元気に過ごすために

　できる限り五体満足で笑顔で寿命を迎えられるように、日頃からケアしていきましょう。そのためにも早期発見、そして早期対処をしていくことに今後も注力していきたいと思います。

　また当院では、発熱患者さん対応のための隔離室、待合スペースには紫外線照射装置を設置し、感染症などのクラスターを起こさないよう細心の注意を図っています。糖尿病をはじめとする生活習慣病は、なるべく早い時期からの医療介入が有効です。自覚症状がない場合でも、検査だけでもお受けしますので、まずは気軽にご相談ください。

産婦人科臨床の幅広い経験をもとに、丁寧で的確な診療を行う

さだもりレディースクリニック

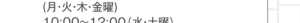

得意分野
更年期障害、子宮筋腫、子宮内膜症、子宮腺筋症

貞森 理子 院長

🏠 広島市中区大手町 2-7-2
Balcom 大手町ビル 4F
☎ 082-242-1132

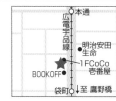

🕐 診療時間：10:00〜13:00／15:00〜17:30
（月・火・木・金曜）
10:00〜12:00（水・土曜）
※土曜は完全予約制 ※月〜金曜は予約も可
※初診受付は診療時間終了30分前まで

🈳 休 診 日：水・土曜午後、日曜、祝日

🚗 駐 車 場：なし

🅿 H　　P：あり

👥 スタッフ：産婦人科医3人（うち非常勤2人）、看護師3人、事務員3人
※2023年3月現在

💉 主な機器：超音波画像診断装置2台、血液検査機器、骨粗鬆症（踵骨）検査機器、
内診台2台、自動血圧計

●緊張を和らげ、患者のペースに合わせて診察する

　院長のポリシーは「患者さんに寄り添い、的確な診断・治療方針を提示すること」。勤務医時代から培ってきた臨床の知識や技術を生かし、さまざまな婦人科疾患の診療にあたっている。「必ず患者の顔を見て話し、診察も患者のペースに合わせて行うことを心がけています」という院長のもとへは、10〜90歳代まで幅広い年齢層の患者が、広島市内全域をはじめ県外からも多数来院する。他科の医師や健診センターなどからの紹介も多い。

　受付スタッフも看護師も全員が女性で、知識と説明スキルを備えたベテランが多く、患者とのコミュニケーションが取りやすいよう、待合室の清楚な雰囲気や内診室の装飾などにも、緊張を和らげる工夫がなされている。検査や診察は「できるだけ痛くないように」と配慮している。

●高齢者に多い婦人科疾患にも、きめ細かく対応

同院で多い相談は、月経にまつわる疾患（月経困難症、月経不順など）、子宮筋腫、子宮内膜症、子宮腺筋症、更年期障害、骨盤臓器脱など。年齢によって発症する疾患も対応も変わってくる。閉経周辺時期になるとエストロゲンがゆらぎながら低下し、閉経を迎える。生物学的・社会環境的・心理的要因などによりさまざまな症状を引き起こすのが更年期症状である。この時期には、月経周期の異常や持続する出血、ホットフラッシュや発汗、倦怠や不安、不眠などがみられ、閉経から時間の経過とともに、泌尿生殖器の萎縮症状、心血管系疾患、骨粗しょう症などが現れる。

閉経後の低エストロゲンに伴う外陰部や腟萎縮の症状は、腟の粘膜に潤いが減少して萎縮していく状態であり、最近では閉経関連泌尿生殖器症候群と提唱されている。「灼熱感やおりもの、不正出血、性交痛、残尿感などのさまざまな症状を引き起こすため、患者の状態を的確に把握し、適切な治療を行うことが重要です」と指摘する。

骨盤臓器脱は、出産や加齢などにより骨盤底筋が緩み、支持組織が弛緩することにより、子宮が下垂し腟外に脱出したり、膀胱や直腸が腟粘膜を通して下垂膨隆してくる。骨盤臓器脱が重度なら手術が必要で、連携病院に紹介している。軽度なら、骨盤底筋体操や漢方薬内服による治療、ペッサリーといわれるリング状の器具を腟内に入れて子宮頸部を正常位置に整復する保存的治療などを選択。

最近は近隣医師と連携し、骨盤底筋群を鍛える新しい治療機器の施術も行っている。「長期にわたる定期的な通院が必要なため、進行程度を把握し、心理的サポートをきめ細かく行っています」と院長は話す。

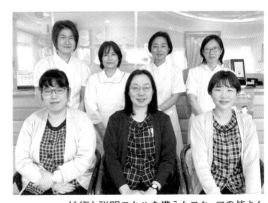

技術と説明スキルを備えたスタッフの皆さん

●子宮頸がん検診で卵巣も確認。40歳代後半からは体がん検査も

　同院は子宮がん検診にも力を入れ、前がん病変である子宮頸部異形成が発見される患者も多い。異形成に自覚症状はないが、検診で早期発見すれば治療が可能なため、「異形成の段階で見つかって良かった」という声が多いという。院長は「主な原因は性交によるヒトパピローマウイルス感染といわれているので、性交経験がある人は何歳でも、絶対に検診をお勧めします」と話し、「年齢が上昇するにつれ体がん検査も受けてほしい。特に乳がん術後は婦人科の検診も忘れないでほしい」と訴える。

　また卵巣疾患は早期に症状が出現しにくく、見つかったときには進行していることが多いため、「検診時は同時に卵巣の診察も大事です。卵巣がんには遺伝性もあり、家族歴のある人はぜひ検査を受けてほしい。当院では、頸がん検診の際には必ず卵巣のチェック（経腟エコー検査）もしています」と話す。

　若年の疾患と思われがちな子宮内膜症は将来的に心筋梗塞_{しんきんこうそく}などの心血管系疾患やがんなどのリスクがあり、長期に渡る観察が必要という。そのため10歳代から起こる月経困難症は放置せず、一生涯ケアが不可欠である。高齢の女性は「閉経したから検診は必要ない」と思う人も多いが、こうしたリスクのほか、尿漏れなどには骨盤臓器脱などが隠れている可能性もある。「閉経後も年齢に関係なく、婦人科検診を受けましょう」と院長は強く勧めている。

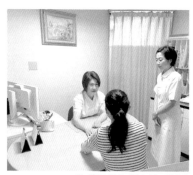

必ず患者の顔を見て話す

実績	総患者数14,825人 子宮筋腫1,158例、子宮内膜症375例、子宮腺筋症261例、更年期障害408例 骨盤臓器脱66例、萎縮性腟炎277例、細胞診検査数2,730例、子宮頸部異形成571例 子宮内膜増殖症19例、子宮頸がん・子宮体がん・卵巣がん発見数4例 乳がん術後の子宮卵巣検査数129例（2022年1〜12月）

貞森 理子 院長
（さだもり・りこ）

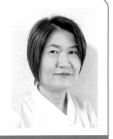

PROFILE

経　　歴	1969年広島県豊田郡大崎上島出身。1994年福岡大学医学部卒業。福岡大学病院、麻生飯塚病院、牛深市民病院産婦人科部長などを経て2006年帰広し、医療法人社団正岡病院、しいのレディーズクリニック勤務。2012年さだもりレディースクリニックを開院。医学博士。
資　　格	日本産科婦人科学会認定産婦人科専門医
趣　　味	合唱、音楽鑑賞、旅行、テニス（大学時代は軟式テニス部、九州山口医科学生体育大会優勝）
モットー	感謝と敬意。創造力

●院長の横顔

　産婦人科の開業医である父の姿を見て育ち、次第にその偉大さを認識するようになり、医師を志した。産婦人科を選択したのは、TVで胎児治療のドキュメンタリー番組を観て感動し、これしかないと、居ても立っても居られない気持ちになったから。また命の誕生から最期まで女性の一生にかかわることができるのも理由の一つ。

　医師になり、臨床の場で産婦人科疾患の手術などを多く経験し、研鑽を積んだ。2012年9月に縁あって、しいのレディーズクリニックを継承。さだもりレディースクリニックを開設した。当初は子育てとの両立が大変だったが、前クリニックから引き継いだスタッフの協力を得て周りとの信頼関係を構築。これまで継続できたことに感謝している。離島で育ったため、過疎地域などへの恩返しのつもりで、竹原市の安田病院や大崎上島の田村医院（実家）にも非常勤で勤務している。

●院長からのメッセージ／百歳まで元気に過ごすために

　婦人科の病気は、早く見つかれば対処する方法がたくさんあります。例えば、出血したら悪い病気と思われがちですが、必ずしもそうでないこともあり、受診して安心される方も多いです。

　些細なことでも放置せず、必ず相談してください。病気が見つかった場合、その病気をきちんと理解し、治療に臨んでほしいと思っています。医師がお手伝いできることもたくさんあると思いますので、一人で抱え込まず一緒に考えていきましょう。ご家族も気づかれたことがあれば、小さなことでもまずはご相談ください。

めまい・耳鳴り・難聴診療のスペシャリスト

滝口耳鼻咽喉科

得意分野
耳鳴り、難聴、めまい、花粉症、頭頸部腫瘍、嚥下

花川 浩之 院長

🏠 広島市中区袋町 4-3
滝口ビル 6F
☎ **082-247-2062**

🕐 診療時間：9:00〜13:00／15:00〜17:30
　　　　　　※土曜12:30まで（第1・3土曜午前は非常勤
　　　　　　　医師による完全予約制外来）
　　　　　　※月1回（木曜）往診

🈳 休 診 日：木・土曜午後、日曜、祝日

🚗 駐 車 場：なし（提携駐車場の1時間無料券を配布）

🈯 H 　 P：あり

👪 スタッフ：医師3人（うち非常勤2人）、看護師7人、言語聴覚士2人、事務4人

💉 主な機器：赤外線フレンツェル（2台）、重心動揺計、電気眼振計（ENG）、喉頭ファ
　　　　　　イバースコープ（ハイビジョン）、聴力検査、耳鳴検査、耳管機能検査

地図：本通／袋町3番北／うらぶくろ商店街／広電宇品線／袋町小学校

●耳鼻咽喉科領域に限らず、さまざまな悩みに対応

　同院は先々代が50年以上前にこの地に開院し、広島市内をはじめ、県外からも多くの患者から支持されており、現院長が2019年に継承開業した。

　花川院長は大学院でがんの研究を行い、また広島市民病院や四国がんセンターなどの総合病院で長年勤務し、頭頸部腫瘍の診療や手術などのキャリアをもつ。頭頸部腫瘍とは耳鼻科領域で診る鼻・喉・口腔咽頭・頸部にできる腫瘍で、喉頭がんや舌がん、甲状腺がんなどがある。「手術や抗がん剤治療などは、この診療所では難

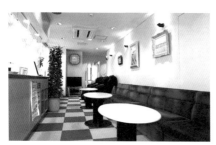

受付・待合／内装は先代の頃から受け継いだもの。待合室のソファも座り心地が良い

しいですが、専門的な治療を行う病院への橋渡しや術後の受け皿になれるかと思います」と院長。

　中耳炎や花粉症などの一般的な耳鼻科症状の診察はもちろん、耳・鼻・喉に関するさまざまな悩みにも対応。とくに耳鳴り・難聴・めまいに関しては先代とともに取り組み、その診断・治療に定評がある。そのほか、治療が難しいといわれている耳管解放症にも適応している。

　老人性難聴は認知症に関連すると考えられているため、補聴器装用の相談を積極的に行っている。また、同院には言語聴覚士が常駐しており、的確な指示を受けることが可能。

●高齢者のめまいはさまざまな要因が絡み合う

　高齢者において、めまいの訴えは多い。原因は、加齢に伴う機能低下のほかにも、耳や脳、心臓などの病気の兆候、動脈硬化などに伴う血流障害、片頭痛を伴うもの、心因性のもの、そして持病の薬の副作用など、さまざまな要因がかかわっていることがある。

　めまいの症状には、体が浮いているような「浮動性」や、周りの景色がぐるぐる回っているような「回転性」がある。回転性のめまいは、吐き気や嘔吐、耳が詰まった感覚が伴うこともあり、原因によっては数時間から1日程度で落ち着くこともあれば、1か月以上続くこともある。

　診療で一番大切なことは問診で、いつから起こっているのか、どのように治まるのか、めまい以外の症状があるかなどを聞いていく。診断には目の前が暗くなるゴーグルを使って目が回っている様子（眼振）の検査や、身体のバランスを調べる重心動揺検査、メニエール病や突発性難聴が疑われる場合は、聴力検査も行う。ただし、めまいの発作中に検査を行うのは困難であるため、診断に時間がかかる場合もあるという。

　治療は耳の血流を改善したり、耳のむくみを取り除いたり、神経の炎症を抑える薬などでめまいを抑えることが多く、リハビリでバランス感覚を整えることもある。「めまいの

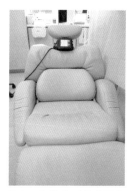

めまいの検査／検査用のゴーグルを装着し、眼球の動きを観察（眼振検査）

原因はさまざまですが、予防や再発防止には生活習慣の改善も有効です。治療法は原因によって異なり、心療内科と連携したり、高度な検査が必要な場合は総合病院に紹介しています」と院長は話す。

●患者の話しをしっかり聞き、ベストを尽くす

耳鼻咽喉科領域は、平衡感覚・聴覚・嗅覚・味覚などの感覚器官が脳の周囲に集中しているため、とくに症状が複数ある場合は、単にそれぞれの部位への診断・治療をするだけでは不十分である。院長は表面に現れた症状だけでなく、患者が社会的にどのような状況にあるかを理解することが大切だと考えている。

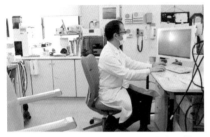
診療の様子

初診時には、スタッフが患者の話を十分に聞き、院長への報告を徹底している。再診時には、まずカルテに目を通し、必要に応じて待合室でその日の状態の相談に乗り、早急な対応が必要であれば院長に報告している。

「初診の耳鳴りやめまいの患者さんは他の医療機関にて受診をされた方も多く、当院にいらっしゃるまでの経緯などを詳しくお聞かせいただく必要があります。患者さんからしっかりとお話しを聞くことで、診療のヒントが見つかることも多く、原因が耳にあるのか、心理的なものなのか、もしくは脳が原因かを探ります。とくに心因性による場合、いきなり医師である私に症状などを話すよりも、まずはスタッフと話すことで気持ちがほぐれるのではないでしょうか」と院長。

治療方針を決めるうえで最も大切なことは、患者本人からの問診であり、同院全体でのチーム医療を志して診療にあたっている。

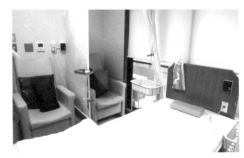
点滴室

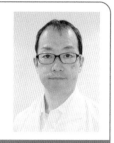

花川 浩之 院長
（はなかわ・ひろゆき）

PROFILE

経　　歴		1980年岡山市生まれ。2005年岡山大学医学部卒業。初期研修後に広島市立広島市民病院などで診療にあたる。2014年岡山大学大学院卒業、博士号取得。四国がんセンターでの勤務を経て、2019年に滝口耳鼻咽喉科を継承、開院。
実　　績		通院患者数1,600人／月、めまい検査250〜300件／月、耳鳴検査70件／月（2023年1〜3月平均）
資　　格		日本耳鼻咽喉科学会認定耳鼻咽喉科専門医、日本気管食道科学会認定気管食道科専門医
趣　　味		サッカー、ゴルフ、野球
モットー		流れ作業のような診療をせず、目の前の患者さんに向き合うこと

●院長の横顔

　父が整形外科医で、自身が骨折や、じん帯断裂をした際に父に診てもらったことが医師を志したきっかけ。医師として働く父は、これまで家で見ていた様子と違い、格好よく、医師という仕事のやりがいを感じたから。子どもが好きなので小児科も選択肢にあったが、耳鼻科を選んだのは、小児から高齢者まで幅広く診療できること。内科的な治療から外科的な治療まで多岐にわたり、専門領域に広がりがあるからです。

●院長からのメッセージ／百歳まで元気に過ごすために

　めまいは周りの方からは理解しにくい症状ですが、日常生活に大きな支障を与えます。治療には時間がかかることもあり、ご家族の理解と支えが重要になります。根気強く治療を行うことで、改善する可能性があります。まずは、かかりつけ医の先生にしっかりと相談をしてください。

手の外科を中心に手術実績が豊富。リハビリにも注力

林病院

得意分野

手の外科、外傷（骨折、捻挫、脱臼、打撲など）、脊椎・脊髄、関節疾患

林 淳二　理事長

🏠 広島市中区三川町 3-8
☎ **082-248-0600**

🕐 診療時間：9:00～13:00／14:00～18:00
🈑 休 診 日：土曜午後、日曜、祝日
🚗 駐 車 場：隣接・近隣（提携）の駐車場をご利用ください
　　　　　　（外来診察・入退院時のみ2時間サービス券発行）
🈺 H　　　P：あり
👥 スタッフ：医師11人（うち常勤5人）、リハビリスタッフ23人
💉 主な機器：手術用顕微鏡、16列マルチスライスCT、1.5TMRI、最新設備を揃
　　　　　　えたリハビリテーション室

●手の外科や脊椎・脊髄などの手術、リハビリを重視

　林理事長（以下、理事長）は整形外科の中でもとくに手の外科が専門で、広島市近郊の手の外科の救急治療を中心に治療を行っている。同院では年間1,830件余りの手術を行い、手の外科手術が約1,580件で、骨折、脊椎・脊髄、人工関節などの手術も扱い、指の再接着手術は412件（2001～2021年）行い多くの実績を誇る。そのほか、広島大学整形外科の各専門分野の第一線の医師も招聘して、執刀を受け持ってもらうなど、手の外科手術において総合病院に匹敵する件数を担当している。

　同院には林理事長をはじめ、同じく手外科分野で豊富な実績を持つ高田治彦院長や脊椎・脊髄病専門医の大石芳彰副院長ら、専門性の高い医師たちが集結。質の高い医療を提供してきた。

　リハビリ部門も特徴の一つで、3階フロアすべてがリハビリテーション部となっている。外来患者に対し

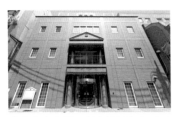

広島市中心部の並木通り近くにある

ても理学療法士や作業療法士によるマンツーマンのリハビリに力を入れている。手は非常に繊細な動きが求められるため、スタッフの教育にも力を入れている。院内では勉強会やリハビリカンファレンスを定期的に行い、医師との情報交換を徹底し、患者一人ひとりにしっかり向き合っている。

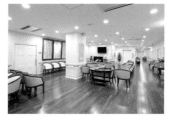

ホテルのロビーのような
おしゃれな造りの内装

●高齢者に多い、母指 CM 関節症やヘバーデン結節

かつて手の外科といえば外傷がほとんどだったが、生産工場内の機械が発展していくにつれて、手の外傷の数は減ってきている。一方で高齢者の増加に伴い、母指 CM 関節症やヘバーデン結節といった加齢とともに生じる疾患が増えてきている。

母指 CM 関節症は、親指の付け根の CM 関節が物をつまんだり握ったりするときに痛みを感じ、徐々に痛みが強くなるという症状を引き起こす。こういった症状は 50 歳代以降に現れ、60 〜 70 歳代の女性に多くみられる。日常生活でのチェック方法には、ペットボトルの蓋を開けるときに痛みを感じるかどうかなどがある。これは母指 CM 関節の軟骨がすり減り、関節の滑膜に炎症が起きることで生じ、進行すると骨と骨が軟骨を介さず直接当たってしまうため、痛みが増強する。

手の使い過ぎや加齢が主な原因とされるが、女性の場合、最近ではホルモンバランスの変化が関係するといわれている。まずは安静にすることが一番で、痛みが強い場合は消炎鎮痛剤の湿布、塗り薬、内服を使用する。痛みが治まらない場合は、数回を目途に関節内のステロイド注射を 3 か月から半年程度の間隔で行う。

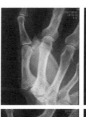
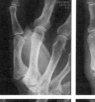
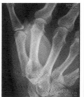
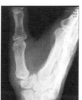
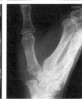

患部のレントゲン検査を行うと母指 CM 関節の軟骨がすり減って関節が狭くなっていることがわかる（母指 CM 関節症）。手術では痛んだ関節軟骨を切除し、腱による関節の安定化を行う

これらの治療で良くならない場合は手術を検討する。

　手術は第1中手骨背屈骨切り術、大菱形骨（だいりょうけいこつ）を切除して靱帯（じんたい）を再建する切除関節形成術など、手術も患者の状態に合わせて選択している。関節形成術は全身麻酔か伝達麻酔をし、大菱形骨を切除し、中手骨基部を小菱形骨に乗せ、新しいCM関節を形成し、周辺の腱（けん）を編み込むことで安定性を得る。「母指は物を握ったりと負荷がかかりやすく、軟骨の摩耗・変性が生じやすい。症状は痛みや力の低下のほか、進行すると関節が亜脱臼（あだっきゅう）し、こぶのように骨が突出します。痛みや違和感を感じたら、早めに受診を心がけましょう」

●美しい手を取り戻せるよう、チームで取り組む

　手指のヘバーデン結節は、リハビリを根気強く続けることで痛みの緩和や指の形の改善が見込める。そのため、リハビリはもちろん、必要に応じて注射を用いた治療や手術も実施し、1日も早い改善をめざす。

　同院では手の外傷・疾患の患者さんが多く、手の外科疾患に対するハンドセラピーに力を入れており、「ハンドセラピスト」と呼ばれる専門の理学療法士・作業療法士が手指の訓練を行い、機能回復をめざしている。

　手の手術は手術自体が成功したとしても、完全に元の状態には戻らない。根気強いリハビリが重要で、怠るとなかなか機能回復は難しい。手のリハビリには回復までに時間がかかるが、「戻したい」という患者の強い意志とモチベーションをいかに上げるかがリハビリでは重要となってくる。マンツーマンで患者としっかりと向き合い、リハビリに取り組んでいる。

　「歳をとっているのだから我慢してくださいではなく、高齢だからと諦めず、適切な治療を提供し、"頑張れば元気になれるよう"医療スタッフのチームが一丸となって全力でサポートします。そして一生懸命根気強くリハビリに努めてもらって、少しでもQOL（生活の質）を高めていきましょう」と理事長。

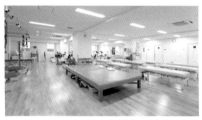

ゆったりとしたスペースの
理学療法室

林 淳二 理事長
（はやし・じゅんじ）

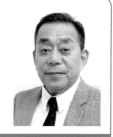

PROFILE

経　歴	1979年広島大学医学部卒業。広島県立身体障害者リハビリテーションセンター、広島大学整形外科助手、広島三菱病院などを経て、1999年12月林病院院長就任。2003年9月医療法人社団楓会を設立。2013年9月同院新築、移転。
実　績	患者数：延べ約70,000人（2022年1～12月）
資　格	日本整形外科学会認定整形外科専門医
趣　味	テニス、ゴルフ、ドラム
モットー	手は人の目に付きやすいため、単に機能を回復するだけでなく、「美しく再建する」ことをモットーにしている。

●理事長の横顔
　理事長が整形外科を志したのは、津下健哉 広島大学整形外科学教授（以下、津下教授）の存在があったからである。津下教授は手の外科の権威であり、岡山大学陣内外科出身で父の後輩でもあった。理事長は津下教授のもとで学ぶため同教室に入局、同大学整形外科で研鑽を積み、広島三菱病院では手の外科を中心に労働外傷や農作業による外傷など、多くの救急患者に対応してきた。

●理事長からのメッセージ／百歳まで元気に過ごすために
　一番大切なことは「諦めないでほしい」ということです。たとえば、ゴルフや卓球などのスポーツ、編み物などの趣味を腰・足・手が痛いからといった理由で止めないでほしいです。ご自身がこれまでやっていたことを続けることが老化防止にもなります。仕事や趣味を高齢になっても続けていただくために、整形外科医は補佐役として寄り添います。手でいえば、いつまでもキレイな手を保ってほしいと思います。とくに50歳代以上の人で手にしびれ、痛みなど不調を感じることがあれば、早めに専門医を受診することをお勧めします。

喘息を中心とした呼吸器疾患に精通

広島アレルギー呼吸器クリニック 八丁堀

得意分野
喘息、COPD・禁煙、長びく咳、睡眠時無呼吸症候群、アレルギー性鼻炎

保澤 総一郎　理事長・統括院長

🏠 広島市中区八丁堀 14-7
八丁堀宮田ビル 4F
☎ **082-511-5911**

🕐 診療時間：9:00～12:30／15:00～18:00
🚫 休 診 日：木・土曜午後、日曜、祝日
🚗 駐 車 場：フォレストパーク1時間無料
💳 H　　　P：あり
👥 スタッフ：医師2人、看護師2人、受付事務4人
💉 主な機器：呼吸抵抗測定器、呼気一酸化窒素（NO）測定器、電子スパイロメーター（肺機能検査装置）

●喘息の良好なコントロール維持を心がける

　同院は広島電鉄白島線の八丁堀電停から徒歩約1分、市内中心部のビルにあり好立地。2014年の開院以来、喘息や花粉症、アレルギー症状に悩まされている患者を中心に、岡山、山口、島根、四国など遠方から通院する患者も多い。

　保澤理事長は大学病院や一般病院で喘息の治療に長年かかわってきた。この間、治療薬の進歩で喘息の長期管理やコントロールは一段と改善されてきたが、国内の喘息治療・管理ガイドライン（JGL）の求めているレベル（コントロール良好）までには至っていないのが実状である。

　喘息は症状が現れるたびに悪化する病気のため、症状が出ないように管理することが治療の基本方針で「世界のスタンダード、標準治療をきちんとすることが重要です。慢性疾患のため、症状が一旦治まってもぶり返すことがあり、患者さ

一つひとつ丁寧に説明するよう努めている

んに治療を継続してもらうこと、根気よく経過観察することが大切。治療へのモチベーションを保てるよう心を込めて治療しています」と理事長。

● COPD の予防、早期発見に注力

COPD（慢性閉塞性肺疾患）は酸素をとり込む肺胞が傷害され、空気の通り道である気道が細く狭窄して換気が悪くなる病気で、圧倒的に高齢者に多い。有害物質を長期にわたって吸い込むことで、肺に炎症が起こり、それに伴ってさまざまな問題が起こってくる疾患。圧倒的に多いのは喫煙歴 20 年以上の人。近年では喫煙率は下がっているが、肺がんや肺気腫の患者数は増加傾向で、さらにこれらの疾患が発症するまでに、約 20 ～ 30 年のタイムラグがある。

「階段の上り下りや体を動かしたときにすぐに息が切れたり、慢性的に咳や痰が出たり、通常の呼吸時にもゼイゼイとのどが鳴ったりするようになります。高齢者はがまん強く辛抱される方が多いのですが、このような症状や喫煙歴がある方はぜひ検査をお勧めします」と話す。咳や痰、軽い息切れ程度では受診する方が少なく、相当息苦しくなった状態で受診するケースが多い。

診断には肺機能や胸部レントゲンなどの検査、喫煙歴などの問診を行う。「症状を悪化させないためには、禁煙しかありません。また禁煙により、ほとんどのCOPD は予防可能といわれています。受動喫煙も原因となり得るため、ご自身だけでなく家族の健康のためにも、喫煙している人は禁煙を始めましょう」

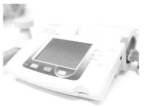

電子スパイロメーター
（肺機能検査装置）

重度のCOPDになった場合、酸素ボンベが不可欠となり、行動できる時間や範囲が限られるなど毎日の生活

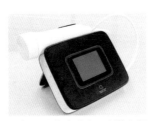

呼気一酸化窒素（NO）測定器

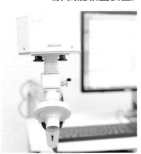

呼吸抵抗測定器

41

に大きな支障をきたすようになる。気管支を広げるといった吸入薬などいくつかの対症療法はあるものの、基本的に完治が難しい病気。そのため、呼吸が苦しいと感じた場合、禁煙を徹底して少しでも病状の進行を遅らせる努力が必要となる。

「COPDの患者さんは低栄養や活動量の低下に陥りやすいため、痩せて筋力が低下します。筋力が低下することで、少し動いただけで今まで以上に息切れしやすいだけでなく、疲れやすくもなり、やがて動く意欲を失ってしまいます。老後の生活が元気に過ごせるように、できるだけ早い段階で予防や治療に介入することが重要です」と話す。

●重症化リスク回避のためにワクチン接種は有用

かつて日本人の死因の1位だった肺炎は、戦後に抗生物質が登場し死亡者数が急激に減ったが、再び増え始め、65歳以上の高齢者が多くなっている。とくに心臓や呼吸器に持病のある人、腎不全、肝機能障害、糖尿病などがある人は、肺炎にかかりやすいうえ、症状も重くなる傾向があり注意が必要。

「高齢者はやはり若い方に比べて抵抗力が弱く、誤嚥性肺炎を含めて肺炎は起こりやすいです。"誤嚥"は嚥下[*1]機能の低下で起こるものです。そのため誤嚥性肺炎は呼吸器の病気というよりは加齢の一つと考えられます。肺炎の治療ができても、嚥下機能の根本治療はできないため、繰り返し肺炎を起こしてしまうことになります」

高齢者の肺炎予防には、肺炎球菌ワクチンの接種は効果的。「現在65歳以上の高齢者を対象に5年ごとの定期接種には公費助成がありますので、65歳になったら必ず接種を受けましょう。また、呼吸器ではないですが、帯状疱疹も高齢者に多いのでワクチン接種がお勧めです。インフルエンザの予防接種も含め、これら予防接種は重症化リスクを防ぐことに有用なのです」と理事長は接種を勧めている。

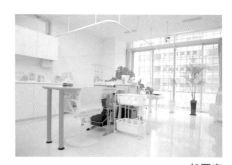

＊1 嚥下：飲み込み

処置室

保澤 総一郎 理事長・統括院長
（ほざわ・そういちろう）

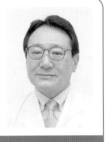

経　歴	1981年広島大学医学部卒業。1988年南フロリダ大学（アメリカ）へ留学。その後、広島大学第二内科助手、マツダ病院呼吸器・アレルギー科部長を経て、2003年広島アレルギー呼吸器クリニック開業。『喘息予防・管理ガイドライン』作成委員。『喘息診療実践ガイドライン』作成委員。
実　績	患者数約2,000人（2021〜2022年）
資　格	日本アレルギー学会認定アレルギー専門医、日本呼吸器学会認定呼吸器専門医、日本内科学会認定総合内科専門医
趣　味	カープ応援（熱烈なカープファン）
モットー	知徳併進

●理事長の横顔

　幼い頃は体が弱く、幼稚園の半年ほど休んでいる時期があった。広島大学病院の小児科にて入院中に医師との触れ合いもあって、中学の頃から医学部に進みたいと考えるようになった。呼吸器疾患を研究・診療している広島大学第二内科に入局したが、その頃、広島大学病院で喘息専門の外来担当医がいないという状況があり、教授の勧めから喘息診療を始めることに。そして専門分野を腫瘍免疫（しゅようめんえき）から呼吸器系のアレルギー疾患に方向転換し、喘息を中心に内科系のアレルギー疾患を専門とすることになった。

●理事長からのメッセージ／百歳まで元気に過ごすために

　健康寿命という言葉をよく耳にするかと思いますが、健康寿命は「健康上の問題で日常生活が制限されることなく生活できる期間」とされており、簡単にいえば健康でいられる期間ということです。私たちの寿命は延び続け、現在は平均寿命と健康寿命の差が男女ともに約10年あります。ということは健康上の問題で日常生活に制限のある期間がそれだけ想定されるということ。どれだけその差、期間を短くするかが大事です。病気の早期発見、そして早期治療に介入することで重症化を防ぐことになり、結果、健康寿命を伸ばすことにつながります。

関節リウマチの生物学的製剤の導入実績で全国クラス

広島リウマチ・内科クリニック

得意分野
関節リウマチ、膠原病、痛風などリウマチ性疾患の診断や治療

山西 裕司 院長

🏠 広島市中区鉄砲町 10-13
八丁堀伊藤久芳堂ビル 3F
☎ **082-221-6610**

🕐 診療時間：8:30〜12:30／14:30〜18:00
🈳 休 診 日：水・土曜午後、日曜、祝日
原則として予約制
🚗 駐 車 場：なし ※周辺の有料駐車場をご利用ください
🈟 H　　P：あり
👥 スタッフ：看護師5人、医療事務5人
💉 主な機器：X線撮影装置（レントゲン）、心電図、超音波画像診断装置（エコー）、全自動血球計数・CRP測定装置、赤血球沈降速度測定装置、呼吸機能検査装置

●リウマチ性疾患の早期診断や的確な治療に定評

　日本内科学会総合内科専門医としての知識や経験を生かしながら、関節リウマチ、膠原病、骨粗しょう症、変形性関節症、痛風などのリ

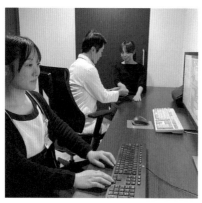

院長／クラークによる診察風景。
医療クラークとともに患者に寄り添う

ウマチ性疾患の診断や治療に定評がある。開院後の生物学的製剤導入件数は1000件を超える。広島県全域のほか、山口や島根など近隣県からも患者が来院し、ひと月当たりの通院患者数は延べ約2000人。関節リウマチに関して、他院の医師から疾患活動性（関節リウマチの進行度や症状、機能障害の程度などを統合したもの）が高く、治療が困難な紹介例も多い。

●免疫異常が起こす関節リウマチの症状とは

　関節リウマチは、関節に炎症が起こることで関節部分に痛みや腫れ、赤みを生じ、進行すると関節が破壊され、変形が見られるようになる。また発熱、疲れやすさ、全身倦怠感、食欲不振、体重減少、貧血といった全身性の症状を伴うこともしばしば。免疫細胞は全身を駆け巡っているので、免疫異常によって関節以外の臓器にも病変が生じる。

　中でも多いのが肺疾患、そのほかにも皮膚、眼、心臓、末梢神経など全身のさまざまな臓器に合併症を起こすことがあり、関節リウマチは生命予後にもかかわってくる怖い病気だといえる。数か所の関節だけが痛む方もいれば、全身の何十か所という関節に痛みがあって、寝返りも打てないという方もいて、痛みの程度も人それぞれ。

　関節リウマチは、高齢者特有の病気ではなく、10 ～ 20 歳代の若い方から 80 ～ 90 歳代のお年寄りまで幅広い年齢の方に発症する。性別でみると、発症する割合は女性の方が高く、男性の 3 倍から 4 倍と報告されている。女性ホルモンの関与も疑われているが、詳細は明らかになっていない。

　関節リウマチで症状が一番現れやすい部位は、手の指の関節。特に、第二関節と指の付け根の関節に痛みや腫れ、こわばりを感じることが多い。疲労などによる関節痛であれば、作業や運動を行っている最中や、夕方の時間帯に痛くなることが多い。しかし、関節リウマチの場合は朝起きたときに、手の指や足の指などの関節が腫れぼったくて動かしにくいことで病気に気づくことが多い。これが「朝のこわばり」と呼ばれるもので、特徴的な症状の一つである。

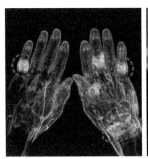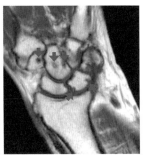

関節MRI／赤い点線で囲まれた白く染まった部分が
関節の炎症。赤い矢印の黒い部分が骨の破壊

●薬物療法が中心、生物学的製剤・ JAK 阻害薬も積極的に導入

　診察では、全身 68 か所の関節を丁寧に診ていき、「指で押さえると痛いか、腫れがないか、熱感があるか」などを調べ、関節の炎症の有無について細かくチェックする。血液検査で炎症反応とリウマチに関する自己抗体（リウマトイド因子や抗 CCP 抗体など）が参考になるが、約 7 割程度しか異常値を示さないので、関節レントゲン検査をはじめとする画像検査で軟骨や骨が壊れていないかを確認することも重要。提携病院と協力しながら関節造影 MRI 検査を実施。また関節エコー検査も導入し、関節破壊につながる炎症を起こしていないかチェックしている。

　治療の中心になるのは薬物療法。目的は治癒ではなく、寛解と呼ばれる状態。つまり、痛みや腫れを取って関節の破壊を食い止め、病気を健常人と変わらない良好な状態にコントロールすること。1999 年に抗リウマチ薬のメトトレキサート、さらに 2003 年以降に生物学的製剤、2013 年以降に JAK 阻害薬が相次いで承認され、関節破壊の抑制を目的とした薬物療法が急速に発展している。メトトレキサートは服用することで関節破壊を抑えることができる標準的な経口治療薬。メトトレキサートで効果が不十分な場合は、必要に応じて注射薬である生物学的製剤や飲み薬である JAK 阻害薬と組み合わせながら治療を行っている。

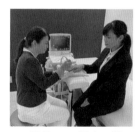

関節エコー検査の様子

　関節リウマチの治療は劇的に進化し、関節の変形や破壊を防ぐことが可能となってきたが、使用する薬剤には種々の留意点があり注意が必要。たとえばメトトレキサートは血液障害や薬剤性肺炎、肝障害などの副作用が起こることがあり、関節リウマチ治療を熟知した経験豊富な専門医の重要性が増している。投薬の際には定期的な血液検査によって患者の健康状態を把握し、慎重に対処することが重要だという。

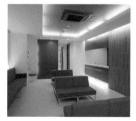

待合スペース

山西 裕司 院長
（やまにし・ゆうじ）

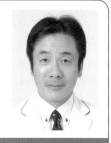

PROFILE

経　歴	広島市出身。1988年広島大学医学部卒業。同大学院を卒業後、米国カリフォルニア大学サンディエゴ校リウマチ・アレルギー・免疫学教室留学。東京女子医科大学膠原病・リウマチ・痛風センター助手、広島市民病院リウマチ科部長、同病院リウマチ・膠原病科部長を経て、2009年広島リウマチ・内科クリニック開院。
実　績	通院患者数：延べ2000人／月 定期通院関節リウマチ患者数：1640人 定期通院メトトレキサート治療患者数：1370人（2022年1～12月）
資　格	日本内科学会認定総合内科専門医、日本リウマチ学会認定リウマチ専門医、日本アレルギー学会認定アレルギー専門医
趣　味	鯛釣り、ゴルフ、野球観戦、旅行

モットー　「Stay hungry,Stay foolish」（スティーブ・ジョブス）

●院長の横顔
　中学高校時代には、扁桃腺が腫れるなど体調がすぐれず、微熱が続くことも多かった。そのときに身近に医師と接する機会が多かったのが、医師の道を志す一つのきっかけだった。
　リウマチを専門にしたのは、当時はまだ解明されていない部分が多く、医師としての探究心が大いに刺激されたからだ。リウマチを学ぶため、留学先を自分で探してアメリカに渡り、各国から精鋭が集い世界をリードするレベルの研究室で指導を受け、経験を積んだことが、飛躍する上で大きな転機になった。
　そして、患者の側に立った治療を実践するため開院に踏み切った。
　海外や国内の学会で豊富な発表経験を持ち、リウマチ・膠原病の分野でのオピニオンリーダーの一人。日本リウマチ学会、アジア太平洋リウマチ会議で座長を務めた経験も持つ。日本リウマチ学会のメトトレキサート診療ガイドライン策定小委員会の委員を開業医代表として務めている。

●院長からのメッセージ／百歳まで元気に過ごすために
　患者さんのために何ができるか、社会的、経済的背景も考慮しながら共に考え、笑顔で楽しく生活していただけるよう治療に努めてまいります。ウォーキングやスクワットなどの運動を定期的に行い筋力・体力を維持するとともに、人と積極的に交流しながら、趣味をしっかりと楽しんでください。

予約不要で対応可能。患者本位の治療に尽力

本山歯科医院

本山 智得 院長

🏠 広島市中区上八丁堀
7-9 本山ビル 2F

☎ **082-221-3746**

🕐 診療時間：8:30～13:00／14:30～18:30
（矯正治療は第3木曜の15:00～）

🈺 休 診 日：木・土曜午後、日曜、祝日

🚗 駐 車 場：契約駐車場（医院向かいのフェニックスパーキング72）

🅗 Ｈ　　Ｐ：あり

👫 スタッフ：歯科医師4人（うち非常勤3人）、歯科衛生士4人、受付1人

💉 主な機器：各種レーザー、咬合圧測定器、光学式う蝕検出装置、高圧蒸気滅菌器、デジタルX線、CT、口腔内カメラ、ダイアグノデント

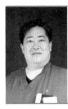

1967年広島市生まれ。1992年大阪歯科大学卒業。1995年同院開院。2004年広島大学大学院歯学研究科（歯科保存学）修了。2018年広島市長表彰。広島県歯科医師会学術部理事、広島県警察歯科医会専任理事、広島市消防局救急救命士養成所非常勤講師。

●痛いときに、行けるときに治療が叶う歯医者

　最近では歯医者のほとんどが予約制ですが、本山歯科医院では違う。同院は祖父の代から続く歯科医。「予約制でない体制で皆さまの健康を守り続けてきました。急患が来た、親知らずがなかなか抜けない…といったことがあると、結果的に予約をされた患者さんをお待たせすることになってしまいます」と院長。

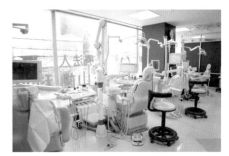

広々とした治療室

歯が痛くなる時間帯は患者さんによって違うもの。予約制を設けず、土曜も診療。初診、再診にかかわらず、院長と歯科衛生士4人が口の健康維持に努めている。待ち時間を極度に少なくして診察を開始し、的確な診断、治療を行っている。また院内にはエアドック（空気清浄器）や、大人用・子ども用の高さの異なる自動体温計などを導入し、感染予防対策に努めている。

●十分な説明をし、患者が納得したうえで治療を行う

「できる限り歯を抜かない、自分の歯で一生食べられる治療」を心がける。また「患者にとって最良の医療」を提供する姿勢で保険外診療にも対応。歯周病やむし歯などでやむを得ず抜歯した場合には、最初に保険適用のブリッジや入れ歯を提案し、費用負担の少ない治療を信条としている。「医師が患者さんに対して病状について十分に説明を行い、治療方法、費用などを納得していただいたうえで治療を行っています」

また院長は広島県警察歯科医会専任理事を務め、検案検死にもかかわっている。災害などで土砂に巻き込まれた方の遺体の損傷は激しく、時間が経てば遺体の腐敗が進む。「正確に記録を取って身元を特定して、早くご家族にご遺体をお返しすることを考える」。精神的に負担の大きい仕事ではあるが、検案検死は歯科医師しかできない仕事だと責任感を持って協力している。

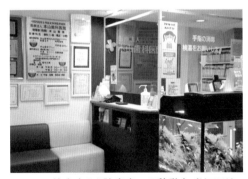

待合室から診療室への移動もバリアフリー

百歳まで元気に過ごすために

当院では詰め物をつくる際、たとえば月曜に型をとれば金曜の朝には完成しています。患者さんが仮の詰め物を装着するなど、不便な期間が少ないことも特徴の一つかと思います。模型や画像などを提示しながら、患者さんにはさまざまな選択肢を提供し、ご説明させていただきます。

眼疾患の予防、早期発見を行い、早期治療に注力

山代眼科医院

得意分野
眼疾患全般、眼疾患予防、近視治療

山代 浩人　院長

🏠 広島市中区舟入本町 7-15

☎ 082-231-5989

🕐 診療時間：9:00 〜 12:30 ／ 15:00 〜 18:00

🚻 休 診 日：木・土曜午後、日曜、祝日

🚗 駐 車 場：8台

🅿 H　　P：あり

👥 スタッフ：医師1人、看護師7人、視能訓練士1人、受付5人

💉 主な機器：OCT、OCTA、前眼部OCT、広角眼底カメラ、自発蛍光、眼軸長測定装置、光凝固、YAGレーザー装置、角膜形状解析、自動視野検査、角膜内皮細胞測定器など

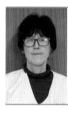

1959年広島市生まれ。1983年東京慈恵会医科大学卒業。広島大学眼科、県立広島病院眼科、広島大学医学部大学院などを経て、1991年に広島記念病院眼科医長。1997年から山代眼科副院長。2014年に同院院長。日本眼科学会認定眼科専門医。

●予防医学を追求し、早期発見・早期治療に努める

同院は眼疾患全般（白内障、緑内障、眼底疾患、屈折異常等）の診断と治療を行う。レーザー治療や小手術、そして眼底疾患の予防や早期発見、近視の進行予防を中心とした、眼疾患の予防や早期治療に努めている。

治療法の発展により多くの眼疾患の予後が改善しているが、「眼底疾患を中心に、まだまだ治らないものや、また治っても大きな後遺症を残す病気も

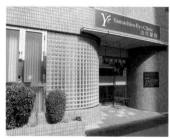

外観

多く、これらの病気にならないようにする眼疾患の予防が大切になってきます。予防には普段からの生活態度や食生活に注意することが大事で、必要に応じてサプリメント摂取等をした方がいい場合もあります」と院長。

また眼科の病気は、例えば緑内障のように慢性に進行するため、自覚症状がなくても地道に点眼治療を必要とする病気が多い。「症状が出たら元に戻らない病気も多いので、治療の継続が進行予防、ひいてはよい見え方の維持につながります」と話す。

●酸化ストレス、糖化を予防し、眼の健康を維持

白内障や加齢黄斑変性症をはじめ、多くの眼疾患に関与していることがわかってきた酸化ストレス。眼疾患のみならず、動脈硬化や糖尿病など眼疾患を合併する内科的疾患にも関与している。血中の糖はタンパク質と結合し、それによって最終糖化産物（AGEs）という物質ができて、体のいろんな組織に老化や障害を起こす。「腹八分を心がけ、抗酸化効果の高い栄養素を摂取したり、抗糖化を防ぐために血糖上昇に注意したり、調理法にも配慮するのが望ましいです」

●さまざまな合併症を起こすリスクが高い強度近視

テレビゲームやパソコン、スマートフォンなどが普及したことにより、格段に増えたといわれる近視。「近視になるのは仕方ない面もあるが、なんとか強度近視にならないように」と院長。強度近視の合併症の多くは眼底に現れ、とくに網膜黄斑部に障害が起きるのが「近視性黄斑部障害」だ。モノを見るのに一番大事な視野の中心部が傷んでしまうため、眼鏡やコンタクトレンズでは矯正できない。有効な治療法もないため、一生見えない状態になってしまう。心配な場合は自分が今、どの程度の近視なのか早期に診断すること。そして進行の経過を診ていくことが大切だ。

百歳まで元気に過ごすために

近視の予防というと、現時点では若年層向けといったイメージがあるかもしれませんが、将来の百寿者の目の健康寿命を守るためには、近視の予防は非常に大切です。当院では予防医学にも力を入れていますので、まずは検査を受けてみてください。

多くの臨床経験から脳疾患の早期発見・早期治療をめざす

山村クリニック

得意分野

脳卒中（くも膜下出血・脳梗塞・脳内出血・一過性脳虚血発作等）の予防

山村 邦夫　理事長

🏠 広島市中区紙屋町
2-2-6 3F

☎ **082-546-0111**

🕐 診療時間：9:00〜13:00／15:00〜18:00

🈁 休 診 日：土・日曜、祝日

🚗 駐 車 場：県民文化センターまたはエディオン紙屋町
駐車場（1時間無料駐車券サービス）

🏥 H　　P：あり

👨‍👩‍👦 スタッフ：医師1人、放射線技師2人、看護師2人、受付2人

💉 主な機器：MRI、CT、頸動脈エコー、脳波、レントゲン

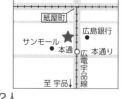

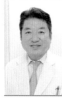

1983年関西医科大学卒業。京都大学医学部付属病院脳神経外科入局。京都市立病院、京都大学医学部付属病院、野江病院、梶川病院副院長を経て、2001年山村クリニック開院。日本脳神経外科学会認定脳神経外科専門医。

●脳ドックをはじめ予防医療に力を注ぐ

　理事長は脳神経外科の専門医として数多くの臨床経験を基礎に、くも膜下出血・脳梗塞などの脳卒中の予防医学に注力し、脳疾患や脳腫瘍の早期発見・早期治療をめざしている。また頭痛やめまい、しびれなど幅広い症状にも対応。「たかが頭痛」と自己診断せず、不調を覚えたときはすぐに受診を勧める。

　脳卒中の発作は起こってからでは遅い。「自身に全く自覚症状がないのに定期的な通院はついつい億劫になりがちです。しかし病気は知らず知らずのうちに進行するもの。当院で通院の必要性を尋

気さくな人柄と真摯な姿勢は
患者からの信頼も厚い

ねられた場合は、専門医への定期的通院をお勧めします」と理事長。

　脳の疾患は遺伝的要素も大きいため、年齢を重ね、とくに両親や親族に脳卒中や心筋梗塞などに罹った方がいる場合は要注意。高血圧症や糖尿病、コレストロール値の高い方も日々脳に影響が及んでいると考えられるため注意が必要となる。診察により手術が必要となった場合は、患者や家族の希望を聞いたうえで、県内外を問わず、適切な病院を紹介している。

　60歳以上の方や高血圧症、糖尿病や脂質異常症などの生活習慣病や狭心症、心筋梗塞や心房細胞等の不整脈がある方は、ぜひ一度、脳ドックの受診をお勧めする。健康に自信がある方でも、一度検査をしておくことが大切。

●生活習慣を見直し認知症予防へ

　認知機能には記憶力や注意力、言語能力、判断力、遂行力などが含まれ、加齢により衰えていくことが知られている。80歳代で2割、90歳代で半数が発症するといわれ、今から自分にできる認知症対策に取り組むのが大切。認知症にはその原因などにより、いくつか種類があり、最も発症数の多いアルツハイマー型認知症は、高血圧や糖尿病、高脂血症などの生活習慣病と関連があるといわれている。

　「バランスの良い食事、運動習慣を身につける、喫煙習慣を見直す、過度の飲酒を控えるといったことを普段から心がけること。また認知症等の予防に効果があるといわれる、ビタミンB群の一種である『葉酸』の摂取もお勧めです」と理事長は話す。

　認知症は画像診断と臨床診断の相互で診断される。具体的には、頭部MRIで両側海馬の萎縮の程度と認知症の質問表で判断。一度認知症と診断されると、現時点では完全治癒が困難なため、予防薬でその進行を留める。そのため早期に認知症前状態を発見することがカギとなる。

> **百歳まで元気に過ごすために**
> 病気の克服には早期発見・早期治療が何よりも大切です。気になることや不調を少しでも感じたら、自己判断せず、一度受診をしていただきたいです。また認知症においては、規則正しい生活をして和やかな人間関係を構築し、いつまでも仲間や異世代の人との会話を持つことが重要な予防法と思います。

患者や家族に寄り添い、「幸せな認知症医療」を体現

井門ゆかり脳神経内科クリニック

得意分野
脳神経内科、内科

井門 ゆかり 院長

🏠 広島市東区牛田本町6-1-27
うしたみらいビル5F（1Fはフレスタ）

☎ **082-511-2388**

🕐 診療時間：9:00〜12:30／14:00〜17:30
　　　　　　※受付は12:00／17:00まで

🛏 休 診 日：木・土曜午後、日曜、祝日

🚗 駐 車 場：うしたみらいビル2〜4F（共用駐車場150台）

🈯 Ｈ　Ｐ：あり

👪 スタッフ：医師1人、看護師4人、臨床心理士2人、事務4人

💉 主な検査：井門式簡易認知機能スクリーニング検査（ICIS）、MMSE（ミニメンタルステート検査）、前頭葉機能評価、リバーミード行動記憶検査などの各種神経心理検査、血液検査、心電図検査、頭部MRI画像検査（撮影は同フロアの整形外科に依頼）

●簡易検査の開発で、認知機能低下の早期発見に大きく貢献

　脳神経内科の疾患には、認知症やパーキンソン病、脳梗塞後遺症、頭痛、めまいなどがある。同院はこうした脳や脊髄、神経の疾患はもとより、認知症に伴う睡眠障害・幻覚・うつ・神経症などの精神科・心療内科疾患、高血圧症や脂質異常症、糖尿病などの一般内科疾患にも対応。丁寧な問診で患者に向き合う院長の姿勢が、さまざまな病気を抱える患者やその家族にとっても、相談しやすい雰囲気をつくっている。

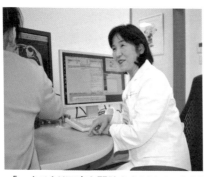

「一人ひとり丁寧な問診を心がけています」

　長年、認知症の早期発見や適切な治療に尽力している院長には多くの実績があり、関連分野の医療従事者などからの信頼も厚い。同院開院前は、広島県西部認知症疾患医療センターにセンター長として8年間在籍。研修会や講演会の講師も長きにわたって務めている。

　2013年には井門式簡易認知機能スクリーニング検査(ICIS〈イシス〉)を独自に開発。ICISは認知機能低下の早期発見に役立つ簡易検査で、日時や言葉に関するごく簡単な課題を対面式で行う。所要時間は約3分で場所や時を選ばず、患者もストレスを感じることなく検査が可能。一般のクリニックや介護施設でも手軽に行うことができると高い評価を得て、いまでは刑務所等でも実施されるなど広く普及している。検査用紙は同院のHPからもダウンロードが可能。

●認知症外来で早期発見に注力。 適切な治療でより良い状態に

　同院の物忘れ（認知症）外来は予約制で、患者は医療機関や地域包括支援センター、介護事務所などからの紹介が多く、広島市内のみならず山口、島根、愛媛など近隣の県からも来院する。

　問診や診察の後、同じフロアの整形外科に頭部MRI撮影を依頼して行う画像検査のほか、認知機能検査、体の状況を把握するための血液検査や心電図検査などを実施し、診断する。認知症にはアルツハイマー型やレビー小体型、それらの合併型などさまざまなタイプがあり、進行を抑制するために使う薬剤が異なる。副作用にも配慮しなければならず、進行度合いもMRI画像で脳の萎縮の有無を確認するだけでは見極めが難しいこともある。そのため、こうした検査結果を多角的な視点でとらえて診断を行い、必要があればなるべく早く治療を始めるようにしている。

　大半の認知症は治ることはなく、緩やかに進行していく病気のため、軽度の場合は薬剤などを使って

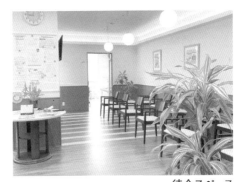

待合スペース

できるだけ進行を予防すること、重度では進行予防の余地は少ないが、可能な限りより良い状態で過ごせるようにすることが、治療の目的となる。

院長は「患者さんの体調が良くないと認知症の調子も悪化するため、体調の維持・管理が重要です。便秘がひどくなると精神症状もひどくなったりします。そうならないよう、便秘や脱水に気をつけて、食事がしっかりとれるように配慮することが大切です」と話し、「歳をとると誰でも認知症になる可能性があります。ご病気を受け入れるのは難しいですが、なったからには幸せな経過を過ごしてほしい」と、本人や家族に寄り添いながら、できるだけよい状態を維持できるよう、治療に注力している。

●早めの受診を促し、予防についてもアドバイス

本人や一緒に暮らす家族が認知症の疑いをチェックする場合、軽度では「家事や仕事が面倒になる、失敗が増える、約束を忘れている」、中等度では「季節に合った服を選ぶのが難しくなる、入浴が面倒になる」などが目安となるようだ。院長によれば、本人はもちろん家族も「認知症」という言葉に敏感になり、口に出すことを嫌がる傾向にあるが、「認知症は早期に発見して治療をスタートすると進行を遅らせる効果が大きいです。だから『おかしいな』と思ったら相談を」と呼びかける。

さらに、まだ認知症にはなっていないけれど、なる可能性がありそうな人にも受診を勧める。「例えば、会議の内容が覚えられない、同時に複数のことができない、以前と同じことをしても時間がかかるようになったなど、これまでできていたことが何かできなくなったなら、過度に恐れず念のため、できるだけ早く受診してほしい」と話す。早い段階であれば、生活習慣の改善や生活習慣病のコントロール、十分な睡眠、内服薬の見直しなどで、状態が大きく改善するケースも少なくない。

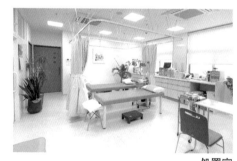

処置室

井門 ゆかり 院長
（いもん・ゆかり）

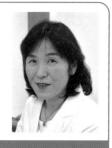

PROFILE

経　　歴		広島市出身。1990年広島大学医学部卒業。1996年同大学院修了、医学博士取得。2010年広島県西部認知症疾患医療センターセンター長、2015年広島県西部認知症疾患医療・大竹市認知症対応・玖波地区地域包括支援・合併型センターセンター長を経て、2018年4月より現職。2013年には、認知症の早期発見に役立つ井門式簡易認知機能スクリーニング検査（ICIS）を開発した。
実　　績		延べ患者数18,800人（2021〜2022年）
資　　格		日本神経学会認定神経内科専門医、日本内科学会認定総合内科専門医、日本老年医学会認定老年病専門医
趣　　味		旅行、映画・ドラマ・美術鑑賞、読書
モットー		すべてのものに時がある。ワークライフバランス。日々是好日

●院長の横顔

　医師を志したのは、人の役に立ち、女性が自立できるしっかりした資格の職業だと思ったから。脳は人間にとって非常に重要な働きをしているが、まだまだ未知の領域で興味をもっていたし、高齢社会で認知症の患者さんも増えてくると予想し、役に立てるのではと考え、脳神経内科医に。認知症の早期発見と適切な対応に力を入れ、幸せな経過をめざして認知症診療を行うかたわら、講演活動なども行っている。

　忙しい日々を過ごすが多彩な趣味を持ち、クイズも得意。かつてクイズ番組のアタック25でチャンピオンになり、長男と地中海クルーズに行ったこともある。また、クイズミリオネアでは賞金250万円を獲得した経験もある。

●院長からのメッセージ／百歳まで元気に過ごすために

　物忘れが気になったら歳のせいにせず、まずは詳しい検査を。早めに受診していただくと、認知症の進行予防にベストを尽くせます。認知症予防のためにも生活習慣病のコントロールはとても重要です。認知症は進行していく病気ですが、できるだけ良い経過で幸せに過ごせるよう、一緒に頑張りましょう。ご家族の方が病気を理解されるほど、良い対応が可能になります。自尊心を傷つけず、難しくなったことはさりげなくサポートしてあげてください。

　認知症では早期から、薬の管理が難しくなりますので、見守りやお手伝いをお願いします。

何でも相談できるホームドクターとして幅広い疾患に対応

牛田クリニック

得意分野

総合診療

中村 顕治朗 副理事長　**島筒 礼子** 院長

🏠 広島市東区牛田本町
1-5-14

☎ 082-223-3020

🕐 診療時間：9:00〜12:00／14:00〜17:00
9:00〜12:00（土曜）
※一般診療は月〜土曜の午前、
月・火・木・金曜午後
※美容外来（皮膚科含む）は月・火・水・金曜午後

🚫 休 診 日：土曜午後、日曜、祝日

🚗 駐 車 場：6台

🏥 H　　　P：あり

👥 スタッフ：医師5人、看護師・事務職・ケアマネージャー12人、療法士18人（うちリハビリ助手2人）

💉 主な機器：各種内視鏡、超音波診断装置、リハビリ機器、骨密度検査など

地図内表記：
牛田旭1丁目
●ウォンツ
牛田大橋
至 白島
桜橋（北）
至 広島駅

●地域に根ざし、プライマリケアに尽力

　同院は、地域の人々が体調の悪いときに、何でも診てくれ相談にのってくれる（プライマリケア）、連携病院への紹介等も含めた適切な対応ができるホームドクターとして、患者から厚い信頼を寄せられている。「家族のような温かさを、医療とともに」を理念とし、中村副理事長や島筒院長をはじめ5人の医師が、日常でよくみられる発熱や吐き気、咳、腹痛、下痢などの急性疾患、高血圧や糖尿病、脂質異常症などの慢性疾患を中心に、多様な疾患に対応。かかりつけ患者の訪問診療や訪問リハビリも行っている。新型コロナウイルス感染症に対しては、駐車場にテントを張って発熱外来を設置し感染

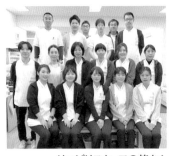

リハビリスタッフの皆さん

症治療を行い、多くの患者を診療する傍ら特別養護老人ホームなど連携施設のクラスター対応も行った。

　患者の年齢層は幅広く、地元の 60 歳以上の患者も多い。複数の疾患を持ち、それぞれの診療科にかかっていた高齢の患者が、「ここでまとめて診てもらえる」と来院するケースもある。服用中の薬剤の管理も容易になるため、患者にとって利便性は大きい。介護申請をする際もまとめてでき、サポート体制も整えやすい、という。

　副理事長は「プライマリケア領域は多岐にわたり専門領域ばかりではないので、一生勉強と思っています。時代遅れにならないよう、学会誌や論文などに接するようにしています」と話す。

●総合的な検査で迅速に診療。
　形成外科や美容皮膚科にも対応

　診療にあたっては、「患者さんご自身で理解・納得して治療を受けていただきたい」と考え、わかりやすい説明を心がけている。経験豊かな看護師らが行う患者への聞き取りをベースにして、丁寧な問診と身体診察を行い、必要な検査を行い確定診断を導く。

　CT や MRI は関連のぎおん牛田病院で検査、画像の読影も専門機関とオンラインで情報交換しダブルチェックができるため、迅速な診断や治療が可能となっている。「先日も、急に激しい腹痛に襲われ、どこの病院でも原因がわからなかったという患者さんが来られ、すぐに総合的な検査を行い診断、適切な治療につながりました」

　副理事長の専門性を生かした消化管超音波検査は同院の特徴の一つ。軽症の潰瘍性大腸炎や大腸憩室炎などの場合、経過観察のために何度も内視鏡検査を行うのは患者への負担が大きい。そこで消化管超音波検査を行い、内視鏡による精査の必要性の有無を確認している。

　院長は形成外科的な疾患に対応でき、美容皮膚科の治療や施術も可能なことも大きな特徴といえる。切創や裂傷などの外傷縫合等は 0 歳児から行っており、抜糸後の傷が残らないよう丁寧なケア

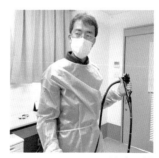

診療風景

にも定評がある。また巻き爪や魚の目、良性の皮膚腫瘍（ひ ふ しゅよう）など、小手術が必要なケースも治療できる。しみやたるみなど美容皮膚科の治療は、「良心的な価格設定」という保険外診療についても相談が可能。

●外来リハビリや訪問リハビリで、患者の生活をサポート

同院はリハビリにも力を入れており、佐々木理学療法士をはじめ総勢18人のリハビリスタッフや助手を擁し、院内はリハビリ機器も充実。整形外科疾患はもちろん、手術後や肺炎治療後などに体力や筋力が低下し、自宅での生活や日常の活動に支障をきたす人たちに、外来や訪問により良質なリハビリを提供している。また、入院が必要な場合は、ぎおん牛田病院にてリハビリ入院、治療を行っている。

リハビリの専門職が、個々の患者に合わせた治療プログラムを作り目標を立てて、患者の状態の維持や改善につなげており、高い評価を得ている。そのため一般診療で来院し、リハビリの相談をする人も少なくない。他院で治療している場合でも、リハビリの相談が可能となっている。

島筒 礼子 院長
（しまづつ・あやこ）

PROFILE

経　歴	大分医科大学卒業。同大附属病院皮膚科・形成外科、国立医療機構呉医療センター形成外科、広島県立障害者リハビリテーションセンター整形外科研修などを経て、牛田クリニック院長。総合診療の中で、内科に加え形成外科的な知識・経験も生かし、外傷や縫合、小手術も担当。アンチエイジングに敏感な女性のニーズに応え、安全性の高い美容医療も提供している。
モットー	「頑張れば道はひらける」
趣　味	ピアノ、サックス、お菓子作り

●院長からのメッセージ／百歳まで元気に過ごすために
地域の皆様には親しみやすい、いざというときに頼りにされる病院をめざし、患者様目線に合わせた温かい診療を心がけています。

中村 顕治朗 副理事長
（なかむら・けんじろう）

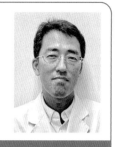

PROFILE

経　歴	1969年生まれ。広島学院高校卒業。1995年久留米大学医学部卒業後、JA吉田総合病院、広島大学病院、北九州総合病院などを経て、2005年医療法人社団聖愛会赴任。現在、ぎおん牛田病院副理事長。牛田クリニックでも診療を行う。
実　績	患者数約2万人（2022年4月～2023年3月）
資　格	日本内科学会認定総合内科専門医
趣　味	テニス
モットー	「あわてず急いで確実に！」

●副理事長の横顔

　父は外科医で、休日や夜間も病院に呼び出される姿を見て育った。58歳で亡くなったが、診察だけでなく医師会の仕事にも尽力していた。そんな父を、医師として目標としていた。自身の専門は消化管で、大学病院では消化管超音波を専門としていた。勤務した総合病院は急患が多く、専門以外のさまざまな疾患を診療したことは得難い経験になっている。内科医だがリハビリにも注力し、訪問リハも積極的に行っている。

●副理事長からのメッセージ／百歳まで元気に過ごすために

　受診して良かったと思っていただける医療をめざしています。「困っている人を助けたい」という思いから始めた初心を忘れず、私たちにできることを見極めながら、他院や施設などとの懸け橋としても存在意義が持てるようにしていきます。慢性疾患の治療は服薬だけではなく日常生活も大切ですので、ご家族も協力してあげてください。

多様な肛門疾患の治療や胃腸の内視鏡検査に実績豊富

中川外科胃腸科 肛門科

得意分野
大腸肛門疾患の診療、
消化管内視鏡検査

中川 健二 院長

🏠 広島市東区東蟹屋町
11-23

☎ 082-262-2231

🕐 診療時間：9:00～13:00／15:00～18:00
　　　　　　※月～金曜（水曜除く）午後、土曜午前は予約制

🈹 休 診 日：水・土曜午後、日曜、祝日

🚗 駐 車 場：10台

🈺 H　　　P：あり

👥 スタッフ：医師1人、看護師7人（非常勤含む）、受付2人

💉 主な機器：上部・下部消化管内視鏡、肛門鏡、超音波診断装置など

至 新幹線口
東蟹屋町
あけぼの通り
東区役所
東区民
文化センター

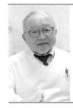

1949年広島市出身。1977年日本大学医学部卒業後、広島大学第二外科教室入局。国立病院医療センター（現国立国際医療研究センター病院）外科勤務を経て、1984年中川外科胃腸科肛門科開院。日本大腸肛門病学会認定大腸肛門病専門医。日本外科学会認定外科専門医。

●深い知識と豊富な経験で大腸・肛門・胃の診療に尽力

　大腸肛門病の専門医である院長のポリシーは「患者さんに納得のいく診療と説明をする。重大な疾患を見逃さないようにする」こと。痔核（いぼ痔）・裂肛・痔ろうなど肛門疾患の内科的・外科的治療に豊富な実績を持つ。内痔核を切らずにジオン注射で治療するアルタ療法も取り入れ、合併している内外痔核の治療にも効果を上げている。

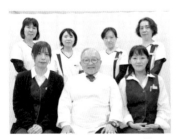

スタッフの皆さん

　上部・下部消化管内視鏡検査も数多く手がけ、病変が見つかった場合は適切な治療を実施。がんなど重大な疾患は、できるだけ早く専門医の

いる総合病院へ紹介している。

●問診重視・お薬手帳の確認で的確な診療

高齢患者には、便秘や便失禁などの症状がある排便障害が多い。痔核や裂肛などの肛門疾患、骨盤の支持組織の緩みで起こる直腸脱、加齢による肛門括約筋の衰え、過敏性腸症候群や直腸脱、食物繊維の少ない食事や運動不足、精神科や整形外科で出される抗うつ剤や鎮痛剤の副作用など、原因は多岐に渡る。

的確な診断を行うには原因を突き止める必要があるため、院長は「問診を重視し、お薬手帳も必ず確認して、患者さんの生活習慣や治療中の疾患、服用中の薬剤についても把握します」と話す。指診では肛門の狭窄の有無や痔核の確認をしながら摘便*1や浣腸をし、浣腸して血液が混ざっていたら、腸の内視鏡検査を行う。「80歳代になると腸壁が弱ってくるため、詳しい身体状況を確認せずに安易に内視鏡検査をすると、破れたりすることもあります。排便障害にはいろいろ原因が絡んでいるため、70歳前半までに一度は大腸の内視鏡検査をしておくことをお勧めします」と院長は話す。

*1　摘便：自分では排泄できない大便を、指を直腸内に入れて取り除くこと

●年齢に配慮した治療法を検討する

高齢患者に対する大腸の内視鏡は慎重に行うが、胃痛を訴える患者で胃の内視鏡の経験がない場合には、積極的に検査を勧めている。「ピロリ菌が陽性なら胃がんのリスクがありますが、除菌にもリスクはあるので、80歳を超えた方の場合は胃粘膜の萎縮の程度によって判断しています」と院長。除菌は2種類の抗菌薬と胃酸分泌抑制薬の3種を合わせて服用するが、高齢患者はほかに薬を服用していることも多く、抗菌薬に対する副作用もあるため、それらを考慮して検討するという。

百歳まで
元気に
過ごすために

胃の不快感や排便障害があれば、必ず受診してください。高齢になると新陳代謝や腎臓・肝臓の機能が低下してきますから、服用する薬はあまり欲張らず、できるだけ少なくすると、健康維持につながります。

アレルギー・呼吸器疾患の専門医として、喘息診療に尽力

広島アレルギー呼吸器クリニック 光町

得意分野
気管支喘息、長引く咳

寺田 満和 院長

🏠 広島市東区光町 1-9-28 第一寺岡ビル 6F
☎ 082-568-1167

🕐 診療時間：9:00〜12:30／15:00〜18:00
（木曜午後は完全予約制。2人の医師が呼吸器外来・糖尿病外来を担当。院長は休診）

🈳 休 診 日：土曜午後、日曜、祝日

🚗 駐 車 場：隣接立体駐車場（1時間無料券をお渡しします）

🈟 H　　P：あり

👥 スタッフ：医師1人（木曜午後のみ2人）、看護師3人、医療事務4人

💉 主な機器：呼吸機能検査（スパイロメトリー）、呼吸抵抗測定器（IOS）、呼気一酸化窒素（NO）測定器、X線撮影装置など

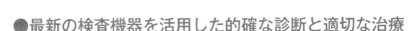

●最新の検査機器を活用した的確な診断と適切な治療

　同院は気管支喘息、花粉症、慢性閉塞性肺疾患（COPD）、睡眠時無呼吸症候群などのアレルギー疾患、呼吸器疾患を中心に、内科一般にも対応している。院内に導入された喘息診断などに有用な最新のモニタリング設備を活用し、的確な診断と適切な治療を行う院長の元には、広島市内はもとより県内全域、山口や島根などの近隣県ほか、大阪や愛知などからも、10代から90代までの患者が来院する。

　院長はアレルギーおよび呼吸器の専門医として、気管支喘息や長引く咳の治療に精通。同院で約2,000人の患者が治療を受けている気管支喘息については、科学的根拠に基づいた、現時点で最善の診療である「標準治療を極めて、実践する」ことに注力している。気管支喘息は、気管支に炎症が起こることで咳や息苦しさなどの呼吸器の症状が起こる慢性のアレルギー疾患で、近年、高齢者の割合が増えているという。

●症状や年齢、併存疾患などを考慮して適切な吸入薬を提案

同院には「咳が止まらない」「息苦しい」と訴えて来院する患者が多い。院長は十分な問診により症状を把握したうえで、患者に負担の少ない呼吸機能検査、呼吸抵抗測定器や呼気一酸化窒素（NO）測定器、胸部X線による検査などを実施。身体所見も考慮して確定診断を導く。

長引く咳の場合は、さまざまな呼吸器疾患の可能性を検討する。胸部X線検査や肺機能検査、身体所見などに異常が見られない場合には、咳喘息やアトピー咳嗽（がいそう）などの上気道咳症候群が多いが、気づきにくい疾患として、「最近は胃食道逆流症の割合が増えており、治療に胃腸薬が必要な咳」という。

気管支喘息では、吸入ステロイド薬による気道炎症のコントロールが治療の基本で、喘息症状がよくなり、喘息の進行を予防することができる。副作用を心配する人もいるが、院長は「内服薬や注射など全身性のステロイドと違い気道局所に作用する薬であるため、通常の投与量では全身の副作用はほとんどなく、妊婦さんでも長期に安心して使えます。ただ気管支拡張薬との合剤のタイプでは、緑内障や前立腺肥大（ひだい）、心疾患など、併存疾患との兼ね合いを考慮する必要があります」と話す。

吸入薬は製剤の種類が多く、大きくパウダータイプとエアロゾルタイプに分かれ、それぞれに特徴がある。院長は呼吸・運動・認知機能、特に患者の吸気流速、吸入手技の可否、操作手順の理解度などを熟慮

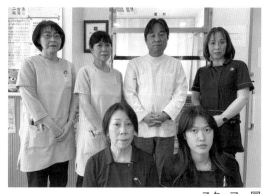

スタッフ一同

して適切な吸入薬を提案し、症状の改善を図る。「薬剤を確実に吸入することが治療のポイントで、それができれば喘息をコントロールすることができます」。高齢患者はうまく吸入できないことが多いため、使いやすい吸入器のタイプを選んだり、スペーサーや噴霧補助器具、ネブライザーの利用を勧めたり、家族の協力を仰いだりもする。

●喘息の病態をわかりやすく説明し、治療の継続を促す

喘息の治療で留意すべき点は、気管支喘息は慢性病のため、症状は治まっても気道は元の状態には戻っておらず、治療を中断するといずれ再発するということ。再発を繰り返すと気管支壁が少しずつ肥厚して気道が狭くなり、少しの刺激でもすぐに発作が出るなど重症化していく、という。そのため、院長は気管支の模型を使って、喘息がどういう病気かを患者にわかりやすく説明し、継続的な治療の重要性を説いている。

また患者の中には、重症の喘息で通常の薬剤のみでは症状をコントロールできず、全身性のステロイド薬を使わざるを得ない人もいる。そういうケースは、最先端のバイオテクノロジー技術によって相次いで登場している生物学的製剤が適応となり、高い効果も得られるが、「患者さんの経済的負担が大きいなど、メリット、デメリットがあり、患者さんや家族とよく相談したうえでの導入の見極めが今後の検討課題です」と院長は話す。

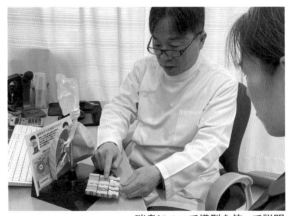

喘息について模型を使って説明

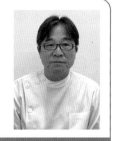

寺田 満和 院長
（てらだ・みちかず）

PROFILE

経　歴	1960年広島県北広島町生まれ。1986年自治医科大学卒業。因島市医師会病院内科部長、吉島病院呼吸器科医長を経て、2003年広島アレルギー呼吸器クリニック副院長就任。2014年広島アレルギー呼吸器クリニック光町院長就任。
実　績	気管支喘息患者数：約2,000人（2022年1～12月）
資　格	日本呼吸器学会認定呼吸器専門医。日本アレルギー学会認定アレルギー専門医。日本内科学会認定総合内科専門医
趣　味	戦国時代の史跡巡り（北広島町の小倉山城跡、毛利元就の次男吉川元春の館跡、日本各地の城郭など）
モットー	報恩謝徳

●院長の横顔

　中学1年のとき、3歳の弟を病気で亡くしたことで、医師を志す。研修医のとき、指導医の先生から広島大学第二内科への入局を勧められ、気管支喘息の研究に携わったことが呼吸器内科へ進むきっかけとなった。卒業後の9年間、さまざまな地域の小規模病院や診療所に勤務して、幅広い疾患を診療する機会を得ると同時に、保健福祉行政についても学んだ。その後、広島大学で先輩諸氏から指導を受け、学位や専門医資格を取得。今でも感謝の念を抱き続け、仕事に勤しんでいる。

●院長からのメッセージ／百歳まで元気に過ごすために

　気管支喘息は、1980年代には日本で毎年約6,000人の方が亡くなる怖い病気でしたが、気道の炎症を抑える吸入ステロイドが普及したことで、最近では約1,000人にまで減っています。最も自分に合った吸入薬のタイプを選択し、気管支喘息が進行しないように、全く症状が出ないように、コントロールしていきましょう。また、薬物治療と同時に日常管理も大切で、ダニやカビ、花粉などの原因物質やたばこ・線香の煙など、症状を誘発するものは避けましょう。高齢の喘息患者さんで薬を吸入する際、ご家族の介助が必要な場合は、ご協力をお願いします。

画像診断や栄養解析をもとに、薬に頼らない治療をめざす

広島ステーションクリニック

得意分野

肝臓、胆のう、膵臓、胃腸疾患の診断・治療、栄養療法、アンチエイジング

石田 清隆 理事長

🏠 広島市東区若草町 11-2
グランアークテラス 3F

☎ 082-568-1007

🕐 診療時間：8:30～12:30（初診受付11:30まで）／
15:00～18:00（受付17:00まで）
※水曜は16:30まで（受付15:30まで）
※土曜は17:00まで（受付16:00まで）
※17:00～17:45は定期再診予約の方のみ

🈳 休 診 日：木曜、日曜、祝日

🚗 駐 車 場：グランアークテラス地下駐車場（2時間無料）

🏥 H　　P：あり

👪 スタッフ：医師2人、看護師8人、受付5人、管理栄養士1人、検査技師1人 ほか2人

💉 主な機器：ハイエンド超音波検査装置、マルチディテクターCT検査システム、上部下部消化管内視鏡システムなど、各種美容機器（IPL、HIFU、レーザー機器5種、医療脱毛機、医療痩身器）

マックスバリュー

新幹線口東

シェラトングランドホテル広島

広島駅

●画像診断技術を駆使し、肝がんの早期発見に注力

　開院時のクリニックの理念は「理事長自身が行きたいクリニック」。内装、検査システムをはじめ、"目でわかる"説明を実現するために医療画像ファイリングシステムや検査レポートまでこだわった。

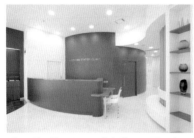

木目調で統一された落ち着いた雰囲気の
受付・待合

　とくに理事長は肝がんについて、大学病院をはじめとする基幹病院で多数のラジオ波腫瘍焼灼術（RFA）や、カテーテル治療経験があり、こだわりを持つ。「長年、たくさんの超音波検査（エコー検査）を行ってきたので、他の領域も診たいという気持ちがあり、腹部だけなく、心臓や

血管、甲状腺も診ることができる超音波装置を導入しました」と話す。長年の経験と超音波の専門資格を有する技術で、見つかりにくい病変も見逃さない。エコー検査でわかりにくい病変の発見や重症度をより正確に知るためにCT検査システムも導入している。

肝臓は「沈黙の臓器」といわれ、肝臓の病気は症状が現われてきたときには手遅れということが多い。同院には理事長と経験豊富な超音波専門検査技師が在籍し、画像診断によるがんの早期発見にプライドをもって取り組んでいる。エコー画像診断により肝がんをはじめ、腹部症状をもつ患者の診療に積極的にあたっている。また腫瘍が発見された場合、確定診断を行うためにすぐに造影CT検査を実施することも可能。体の負担が少ない低侵襲なエコー検査はがんの発見にとても有用で、これまでも肝細胞がんだけでなく甲状腺がん・乳がん・膵がん・食道がん・胃がん・大腸がん・膀胱がん・前立腺がんを多岐にわたり、発見してきた。

●運動と栄養面から徹底的にサポート

同院の生活習慣病の治療は栄養療法と運動療法が中心。徹底的なサポートを行い、できるだけ薬に頼らない治療を実践している。

8年前にオーソモレキュラー栄養療法に出合った理事長は「画像診断学と従来の血液検査では異常を指摘できない体の不調の原因の多くは、栄養不足の症状であったことを知り、大変驚きました。鉄などのミネラル、ビタミン、タンパク質などの栄養が健康にいかに大事か。生体が本来持つ復元力(レジリエンス)が十分活かせるように分子レベルで栄養を整えることによって今までの不調が嘘のように改善される症例をたくさん経験しました」

栄養療法に精通した理事長のほか、根本医師、杉原管理栄養士らによる徹底的な栄養指導と適切なサプリメント

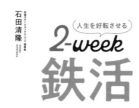

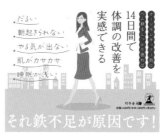

**鉄の重要さを説いた院長初著書
『人生を好転させる2week鉄活』
(幻冬舎)**

の説明と提案を行っている。例えば糖尿病の場合、大事なのはカロリー量以上にいかに糖質の摂りすぎを抑えるかということ。お米や小麦など糖質の多い食材を控え、肉や魚、卵、大豆などのタンパク質やビタミン、適量のミネラルをしっかりと摂るように指導する。さらに、同院の多目的室や提携トレーニングジムを利用したプロのトレーナーによる運動療法を実践し、患者の健康づくりのためにチームでサポートしている。

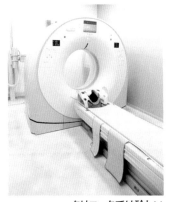

クリニックでは珍しい
マルチディテクターCT装置を導入

●見た目のアンチエイジングを提案し、健康美へ導く

同院は2023年1月に「健康的な美しさ」をコンセプトに美容医療を行う、MILKY CLOUD Well-being Centerを開設。患者の体調面など内科的視点でもしっかりサポートしつつ、健康美へ導く。

「健康に必須の栄養、運動、腸内環境の重要性を指導し改善したのち、最終ステップとして見た目のアンチエイジングを提案します。単に病気がない、姿勢が良いだけでなく、見た目も若々しく整った肌を持ち笑顔の美しい容貌の提供をめざしてます」と理事長。

例えば、実年齢以上に老けて見える原因になる顔に隆起したシミ、ホクロ、イボは、スキャナー付きの炭酸ガスレーザー、エルビニウムレーザーできれいに削り取ることが可能。隆起のないシミ、ホクロは、ピンポイント照射が可能なIPL光治療がお勧め。また、眉が薄くなった人は毛並みを1本1本描くアートメイクをすることで、女性だけでなく男性も好印象で若々しくすることができる。

「患者さんのお悩みに寄り添い、人生のQOLを上げるさまざまな提案を行います」と理事長。

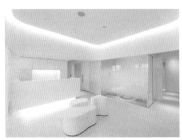

ホワイト一色の幻想的な空間。
MILKY CLOUD Well-being Center

石田 清隆 理事長
（いしだ・きよたか）

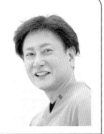

PROFILE

経　歴	1960年生まれ。1987年愛媛大学医学部卒業。愛媛県立中央病院内科医長、愛媛大学病院第3内科肝がんチームチーフ、松山市民病院内科部長、医誠会病院肝臓センター所長、広島市民病院内科部長を経て、2010年広島ステーションクリニック開院。著書に『人生を好転させる 2-week 鉄活』。医学博士
実　績	CT検査791件（胸部CT566件、腹部CT161件、頭部CT64件）、内視鏡検査（胃カメラ659件、大腸カメラ333件、大腸カメラ※ポリープ除去術あり165件）、超音波検査2,760件（腹部2,412件、心臓116件、頸動脈・甲状腺・その他232件）（2022年4月〜2023年3月）
資　格	日本肝臓学会認定肝臓専門医、日本超音波医学会認定超音波専門医、日本消化器内視鏡学会認定消化器内視鏡専門医、日本消化器病学会認定消化器病専門医、日本内科学会認定総合内科専門医
趣　味	筋トレ、読書、料理
モットー	人生は楽しむためにある　栄養は人生を好転させる

●理事長の横顔
　勤務医時代は、肝臓病学に熱中した。殊に肝細胞がんに対して、当時最先端の局所治療であった RFA(ラジオ波腫瘍焼灼術) の腹腔鏡や造影エコー、人工胸腹水、CT ガイドなど特殊なアプローチを使った治療法の研究を積極的に行った。また、進行肝細胞がんのリザーバー動注化学療法の開発も手がけた。開院後は、消化器内科以外の領域でも、得意のエコーを中心に画像診断を行い、多くの早期がんや疾患の診断を行った。そのかたわら2014年に体幹トレーニングを中心とした運動療法、2015 年からオーソモレキュラー栄養療法を取り入れ、本当の健康は「栄養」と「運動」がないと得られないと悟る。さらに、人生の QOL を上げる「見た目のアンチエイジング」も必須と考え、若々しい肌、姿勢を提供する Milky Cloud Well-being center を 2023 年 1 月に開設した。

●理事長からのメッセージ／百歳まで元気に過ごすために
　『私たちの体は私たちが食べるものでできています』。検査結果で異常がない体の不調は、" 栄養 " に問題があることがほとんどです。その場合には、まず腸内環境を整え、適切なカロリーだけでなく、適量のビタミン、ミネラル、タンパク質の摂取に留意することが大切です。糖質が多い食事は腸内環境を悪くし、ビタミン B 群などの大事な栄養を消費します。体の不調について年齢を理由に諦める人は多いですが、適切な栄養を摂り、運動することで人生が好転すると思います。

3人の専門医で、幅広い皮膚疾患に対応

水野皮ふ科

得意分野

いぼ・ほくろの摘出小手術、
皮膚科・アレルギー科全般

水野 寛 理事長

🏠 広島市東区若草町 11-1-101 ザ・広島タワー 1F
☎ **082-263-6775**

🕐 診療時間：9:00～13:00／15:00～18:00
🏥 休 診 日：木・土曜午後、日曜、祝日
🚗 駐 車 場：なし（隣接のグランアークテラス地下駐車場の
　　　　　　30分無料駐車券あり）
🖥 H　　P：あり
👥 スタッフ：医師3人
💉 主な機器：ナローバンドUVB照射器、エキシマライト

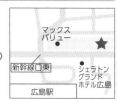

1971年広島市生まれ。1996年山口大学医学部卒業。広島大学病院、
中国労災病院、県立広島病院、広島市立安佐市民病院（現・広島市
立北部医療センター安佐市民病院）を経て、2010年より現職。日
本皮膚科学会認定皮膚科専門医。

●一人ひとりの患者に合わせたきめ細やかな診察

　水野皮ふ科は先代が 1975 年に東区光町で開業、地域のかかりつけ
医として 35 年間親しまれてきた。2010 年に JR 広島駅新幹線口から
徒歩すぐのザ・広島タワーの 1 階に移転。

　診療にあたる理事長と理事長の妻の水
野敏子医師、先代である父の水野勝医師
の 3 人は全員が日本皮膚科学会認定の皮
膚科専門医。モットーは「一人ひとりに
合わせたきめ細やかな診察」で患者の悩
みや訴えにしっかりと耳を傾ける。看護
師のほとんどは長く勤めるベテランで、

外観

患者とのコミュニケーションは和やかな雰囲気を作り出している。

●いぼ・できものなどの摘出小手術を日帰りで対応

初診は基本的に理事長が患者すべてに対応する。皮膚の病気はすぐに治らないことが多いため、「患者さんに納得してもらったうえで、一緒に治療に取り組みたいと思っています。病気のこと、なぜこういう治療をするのか、そして今後の経過や見通しを含めて、初診時に時間をかけて説明します」と理事長。

理事長の専門は、ほくろ・いぼ・粉瘤（ふんりゅう）といった皮膚の良性腫瘍の摘出小手術や外傷、やけどなどの皮膚外科の処置。局所麻酔で行うことが可能な比較的小さな腫瘍（できもの）の摘出を年間に約120件（2022年1〜12月）、外来で行っている。平日の診察時間内に手術ができるのは、医師複数制をしく同院の強みである。その日に手術の予約がなく、時間の余裕があれば、来院当日でも手術が可能。手術時間は30分〜1時間程度で、終了後は患者一人で帰宅が可能だ。

加齢に伴う「いぼ」の一つ脂漏性角化症（しろうせいかくかしょう）は、手で触るか、あるいは拡大鏡（ダーマスコピー）で観察すると、わずかに盛り上がったシミのように見える。主に40歳以降に現れ、加齢とともに増える皮膚の良性腫瘍が加齢性イボで、老化現象の一つとされ、ほぼ80歳以上にみられる。

見た目が気になる、洗顔で引っかかって困る場合などは、液体窒素による冷凍凝固療法や切除などの治療をする。「加齢性イボ自体は皮膚がんにはなりませんが、時に皮膚がんと区別しにくいものがあり、その場合は皮膚の一部を採取して顕微鏡検査で診断を確定する必要があります。悪性かどうかきちんと見極め、腫瘍の種類によっては大きな病院へ紹介しています」と理事長は話す。

百歳まで元気に過ごすために 皮膚は加齢とともに水分が減少し、かさつきやかゆみなどの症状が出てきます。加齢などによる乾燥肌では、皮膚の保湿力が低下してバリア機能が低下している状態のため、肌が過敏に反応しやすくなります。生活環境も影響するため、入浴時の石鹸の使い過ぎやゴシゴシ洗い、過剰な暖房を避け、加湿器などを利用するなど日頃から気をつけましょう。かき壊しなどで症状が悪化した場合は、かゆみや炎症を抑える外用剤で早期に治療することが大切です。その際には医師の診察を受け、正しい外用剤を使用しましょう。

広島市東区

整形外科・リハビリ

患者ファーストの良質な診療、入院リハビリも高評価

いまだ病院

得意分野
整形外科、リハビリテーション科、外科、眼科

大杉 健　院長

🏠 広島市西区三篠町 1-5-1
☎ **082-238-6111**

- 🕐 診療時間：8:30〜18:00
- 🚻 休 診 日：日曜、祝日
- 🚗 駐 車 場：12台
- 🅿 H　　P：あり
- 👥 スタッフ：医師3人、理学療法士8人
- ✒ 主な機器：骨密度測定器、レントゲン検査装置、聴力検査器、肺機能検査器、下肢加重検査機器、心電図、超音波（エコー）検査装置（筋・腱など、腹部、心臓）

★ 三篠町1丁目　●レクサス広島北
JR 横川　⑱ 山陽本線　至 広島
広電横川線　横川 3丁目

●患者を大切にした利便性の高い診療体制

　同院は整形外科領域の疾患や外傷、スポーツ障害などに対応し、通院・入院リハビリにも力を注ぐ。診療は整形外科専門医である院長を中心に、広島大学から週1日ずつ派遣される膝関節と股関節の専門医2人も担当。多くの患者が来院するが、院長には「患者さんをなるべく早く診療して、早く帰らせてあげたい」という熱い思いがあり、それが診療体制やスタッフの手際の良い仕事ぶりに反映されている。

　予約制をとらず、診療時間内であればいつでも受診可能。毎日通院してリハビリを行うこともできる。受付のスタッフは患者の顔と名前を覚えて、患者の来院と同時にカルテを準備。声をかけ体調もチェックする。X線撮影など検査の待ち時間も短く、薬の処方も院内で行うため、高齢の患者や足の悪い患者にとっても利便性が高い。「薬の待ち時間にリハビリができるなど、効率よく時間を使っていただけます」。この患者ファーストの方針により「患者さんの病院滞在時間が、広島で一番短いと思っています」

●骨粗しょう症を徹底的に治療して、寝たきりを予防

　患者の年代は幅広く診療対象も多岐にわたるが、高齢患者で多いのは転倒による骨折、加齢による変形性膝関節症や変形性股関節症、変形性腰椎症、肩関節周囲炎、骨粗しょう症など。注射や投薬、リハビリなどの保存的治療が基本となるが、患者の状態を見極め、血小板が持つ組織を治癒させる能力を利用した再生医療（PRP療法）や人工関節置換手術などにも取り組んでいる。合併症があり全身状態が良くない場合などは、広島市民病院や県立広島病院、日本赤十字原爆病院、広島大学病院などへ紹介している。

　転倒して骨折すると、股関節、手首、腰、肩の4か所が折れやすいため、認知症患者などでは骨折箇所を見逃さないよう、この4か所は必ずチェックしている。骨粗しょう症の患者は重い物を持ったり、下の物を取ったりするだけでも「いつの間にか骨折」といわれる胸椎や腰椎の圧迫骨折を起こしやすい。腰が痛いと訴え、診察すると骨粗しょう症を発症しているケースも珍しくない、という。「骨粗しょう症に起因する骨折は1か所起こるとドミノ式にあちこちで起こり、寝たきりになる可能性が高いです。それを防ぐため同院では、薬や点滴、注射などによる治療を徹底的に行うほか、適度な運動（リハビリ）・日光浴・食事療法についてもアドバイスしています」と院長は話す。

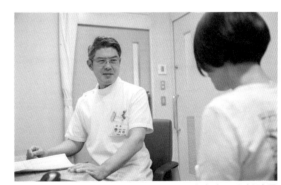

診察中の大杉院長

●和テイストの明るいリハビリ室で　満足度の高いリハビリを提供

　骨折やさまざまな疾患で痛みがあるときは、注射や投薬によってまず痛みを取り安静にすることが必要だが、寝たきりにならないために

は、早い時期からリハビリを行い、日常生活ができるようになることも非常に重要。同院はリハビリにも力を入れ、8人の理学療法士が、良質のリハビリを提供する。「リハビリをするには環境が大切」という院長の理念のもと、機器が充実したリハビリ室は和のテイストで統一された明るい空間となっており、自宅にいるような感覚でリハビリを受けられると評判が良い。

入院病床を50床備えているため、入院してリハビリができるのも大きな強み。リハビリのための通院が困難な患者や、総合病院での手術後、短期間で退院を余儀なくされ不安を覚えている患者にとって、入院して日曜以外毎日リハビリができる同院は、心身両面の拠り所となっている。「朝起きてから夜寝るまでがリハビリ」という方針を貫き、病室では看護師が、簡単なリハビリの手伝いもしている。総合病院からもこうした方針が高く評価され、紹介患者が多い。

院長は整形外科専門医であるが、地域のかかりつけ医としても患者からの信頼は厚い。「大杉の所で人生を全うしたい」「最後は先生に看てほしい」など、患者から寄せられるさまざまな声に応えるべく、地域医療のペシャリストをめざして、日々研鑽を重ねている。

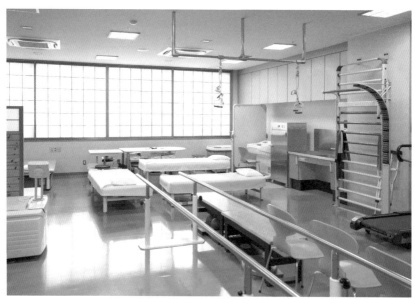

和テイストで明るいリハビリ室

大杉 健 院長
（おおすぎ・けん）

PROFILE

経　歴	1992年愛媛大学医学部卒業。広島大学整形外科入局後、広島県立障害者リハビリテーションセンター、松山市民病院、JA尾道総合病院、中電病院、JA広島総合病院などを経て、2002年いまだ病院着任。2012年院長就任。得意分野は膝や股関節。	
資　格	日本整形外科学会認定整形外科専門医	
モットー	「人間万事塞翁が馬」	

●院長の横顔
　中学2年のとき、肘関節の離断性骨軟骨炎（野球肘）で手術を受けた。野球ができないかもしれないと言われたが幸いにも継続でき、医師に感謝すると共に「患者さんを治したい」と思うようになり医師をめざした。医学部に入学時には整形外科に、と気持ちを固めていた。

●院長からのメッセージ／百歳まで元気に過ごすために
　元気な状態で老後を迎えるためには、常日頃の運動が大切です。整形外科以外のことでも体のお困り事があれば、いつでもご相談ください。

中前 敦雄 医師
（なかまえ・あつお）

PROFILE

経　歴	1998年広島大学医学部卒業。広島県立障害者リハビリセンター、済生会広島病院勤務の後、2003年広島大学医学部大学院整形外科に進学し、2005年ノルウェーのオスロスポーツ外傷センターに留学。翌年帰校し助教、講師を経て2020年から准教授。週1回いまだ病院で診察。専門は膝関節外科。大学病院では前十字靭帯損傷に対する手術を多く行っている。	
資　格	日本整形外科学会認定整形外科専門医	

庄司 剛士 医師
（しょうじ・たけし）

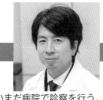

PROFILE

経　歴	2004年金沢大学医学部卒業。広島大学医学部入局後、中国労災病院、広島市民病院を経て2010年から広島大学病院勤務。2014年から助教。週1回いまだ病院で診察を行う。専門は股関節。	
資　格	日本整形外科学会認定整形外科専門医	

全身の健康にも配慮した歯科・口腔内科医療に尽力

おおつぼ歯科クリニック

得意分野
歯周病、歯根治療、無痛治療、小児歯科、
審美歯科、歯・神経の保存、削らない治療

大坪 宏 院長

🏠 広島市西区田方
2-14-10

☎ **082-507-0007**

🕐 診療時間：9:00〜12:30／14:00〜18:30
※土曜午後は13:30〜15:00 ※完全予約制

🈳 休 診 日：木曜午後、日曜、祝日

🚙 駐 車 場：11台

🈂 H 　 P：あり

👪 スタッフ：歯科医師、歯科衛生士、歯科技工士、歯科助手、受付

💉 主な機器：歯科用CT、マイクロスコープ、ペリオウェーヴ（光化学レーザー）、笑
気ガス（笑気吸入鎮静法）、レーザー3台、セレック、classB滅菌器、
ウルトラファインバブル水、口腔外バキューム

1964年広島市生まれ。1990年広島大学歯学部卒業。開業医勤務
などを経て、1996年おおつぼ歯科クリニック開院。広島大学臨床
研修施設。広島大学歯学部非常勤講師。歯科衛生士学校非常勤講師。
広島大学歯学部第2保存科同門会副会長。

●笑気ガスや光化学療法で体に負担の少ない治療を実践

　同院は歯周病やむし歯、入れ歯、矯正、インプラントなどさまざま
な歯科医療に注力し、口腔粘膜疾患の診断にも取り組んでいる。近年、
増加傾向にある舌がんに関して院長は、口腔内に特殊な光を当ててが
ん病変を鑑別する蛍光鑑定士の資格を取得。診察後、必要があれば総
合病院へ紹介している。

　「なるべく抜かない・削らない・神経を取らない、痛くない治療」を
心がけ、鼻から吸って恐怖心や痛みを和らげる笑気ガスや、歯周病・
むし歯の原因菌を麻酔や抗生物質を使わず殺菌するペリオウェーブ（光
化学療法）などを導入。患者に十分説明し、希望を尊重した治療を行っ
ている。また口腔ケアや器具洗浄にはウルトラファインバブル水を使

い、より清潔な治療環境の実現も図っている。

　同院は広島大学病院の卒後臨床研修施設として標準的歯科治療を順守。大学病院と同レベルの治療を受けられるよう努力している。

●重度歯周病にも歯を残す高度な治療を提供

　同院の高齢患者にみられる疾患では、口腔乾燥や口腔カンジダ症、口腔扁平苔癬（こうくうへんぺいたいせん）、重度歯周病などが多い。頬粘膜（ほほ）などに白いレース状の病変がみられる口腔扁平苔癬は、治療にステロイド軟膏（なんこう）を用いるが、「この病変はがんに進行する可能性もあるため、経過観察が必要です」と院長は話す。

　重度歯周病では、歯根を支える骨が溶けて歯がぐらぐらし、物が噛みにくくなる。院長は歯を残すことを前提に、薬剤による歯周組織の再生を図っている。動いている歯は固定し、歯ぎしり防止のためマウスピースの作成も行っている。こうした歯や口腔の疾患は、治療後も定期的なケアが必要で、院長は患者の症状に応じて1〜2か月から半年の周期での来院を促し、歯のメンテナンスに加えて口腔機能のチェックも行っている。

●より良い口内環境と全身の健康維持に　ロイテリ菌の摂取を推奨

　口腔全体のみならず、全身を総合的にサポートできる「口腔内科医」を志す院長は、より良い口内環境と体の健康のために、ロイテリ菌の摂取をすすめている。

　「ロイテリ菌は母乳由来の乳酸菌（善玉菌）の一種で、摂取すると胃酸に耐えて腸まで届き、腸内の菌のバランスを整えて体の免疫機能を高めます。そして歯周病菌の90％以上が抑制できることが確認されています。このほか、カンジダ菌やピロリ菌の増殖の抑制にも役立ちます」

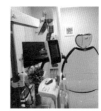

マイクロスコープ／
より精密な診断・
治療が可能

百歳まで元気に過ごすために　健康な体と歯を守るためには、歯科医院での定期検査やメンテナンスが必要です。より快適なQOL（生活の質）を送っていただくために、機能はもちろん審美にも配慮した歯科医療を提供させていただきます。

高齢者のうつ病や認知症の診療に豊富な臨床経験

草津病院
広島市西部認知症疾患医療センター

得意分野
認知症、うつ病など

岩崎 庸子
**副院長
センター長**

🏠 広島市西区草津梅が台
10-1
☎ **082-277-1001**
初診予約082-277-1399

🕐 診療時間：8:30〜11:30／12:00〜16:30※予約制
🏥 休 診 日：日曜、祝日　🚗 駐 車 場：あり
🏥 H　　P：あり　🏥 施　　設：429床（精神科）
👥 スタッフ：精神科医師38人・内科医師12人（非常勤含む）、
看護師326人など

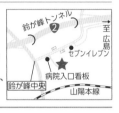

1989年広島大学医学部卒業。広島大学病院、県立広島病院で研修後、
マツダ病院、賀茂精神医療センターなどを経て、2011年より現職。
2015年草津病院副院長。日本精神神経学会認定精神科専門医。

●認知症の早期発見・早期治療に尽力。
　周辺症状の治療に非薬物療法の選択も

　同院は精神科救急医療施設として「24時間365日、患者を断らない」
ことを方針とし、統合失調症、感情障害、認知症などの診療を行って
いる。入院にも対応し、薬物療法だけでなく、看護師や相談員を含め
た多職種協働によるチーム医療を重視している。

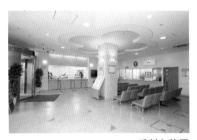

受付と薬局

　広島市西部認知症疾患医療セン
ターに指定されており、精神科専
門医である岩崎センター長が要
となり、鑑別診断や治療方針の選
定、地域包括やケアマネージャー
など関係各所との連携をとり、認
知症の早期発見だけでなく、診断
後支援を重視している。

認知症に伴う妄想や興奮などの精神症状行動障害がある場合や、せん妄のために自宅や施設で生活が困難になった場合は、3か月を目途に入院対応も行う。薬物療法も行うが、「すべての患者さんに投薬するわけではありません。食事や身体管理をして生活リズムを整え、安心感を持てる環境を整えるだけで、良くなる患者さんもいらっしゃいます」と話す。

●高齢患者のうつ病治療にも精力的に取り組む

　うつ病は近年、増加傾向で特に65歳以上の発症も増えている。発症の要因には、親や友人との死別などの喪失体験、健康や経済的不安などがあるが、「高齢での発症は、認知症の前駆症状で起こる場合もあり、経過をみることが大事です」という。問診では患者と周囲の人の話をきちんと聞き、認知症やせん妄、身体疾患や服用中の薬の副作用としての精神症状などとの鑑別診断を慎重に行う。

　治療にあたって症状の軽い患者には、「医師がしっかり話を聞くだけで、薬と同じくらいの効果があることを意識して、治療を行います」。高齢の患者は、症状がある程度進行してからの来院も多く、食事を摂らない、持病の薬を飲まない、などの行動の結果、健康被害が出るなど重症の場合は、元の生活に戻ることを最終目標に、3か月を目途に入院治療を行う。薬物療法を行う場合は「副作用を考慮しながら患者さんごとに適切な薬剤を選び、低用量での効果をめざしています」。さらに、自殺のリスクが高いなど緊急性があれば、総合病院以外では同院のみが行っている全身麻酔による電気けいれん療法を行い、効果を上げている。

　高齢患者のうつ病は再発・再燃リスクが高いため、センター長は「症状がほとんどなくなっても2年以上の継続的な通院が必要です。薬も途中でやめないことが大切です」と力説する。

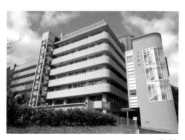

南館

| 百歳まで元気に過ごすために | 「歳をとって認知症になる」とても不安なことです。認知症はまだ治せない病気。だからこそ、診断で終わりでなく、安心して生活できるようかかわることが医療の役割だと思っています。 |

難聴・めまいなど内耳疾患の専門家、セカンドオピニオンにも注力

耳鼻咽喉科 啓愛クリニック

得意分野

難聴、耳鳴り、めまい、嚥下障害など耳鼻咽喉科疾患全般

柿 音高 院長

🏠 広島市南区段原 1-3-11
啓愛プラザビル 2F

☎ **082-262-8077**

🕐 診療時間：9:00〜12:30／15:00〜18:00

🏥 休 診 日：木・土・日曜午後、祝日

🚗 駐 車 場：15台

🅿 H 　 P：あり

👥 スタッフ：医師1人、看護師11人、受付6人（パート含む）

🔬 主な機器：NBI システム搭載の電子スコープ 3 本、標準純音聴力検査装置、アブミ骨筋反射、補聴器適合検査装置、眼球運動検査装置、内視鏡専用洗浄機など

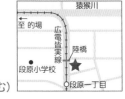

●耳鼻咽喉科疾患に高度な医療レベルで対応

　院長は国内外で研鑽を積んだ内耳疾患のスペシャリスト。専門家資格も有し、難聴や耳鳴り、めまいの診療に豊富な実績をもつ。このほか中耳炎や外耳炎、アレルギー性鼻炎や副鼻腔炎、風邪（急性上気道炎）、嚥下障害（飲み込む動作がうまくできなくなること）や音声障害など、さまざまな耳鼻咽喉科疾患に対応し、良好な結果を出している。

　診療理念は「患者さんの病状を正確に診断し、質の高い心の通い合った医療を提供する」こと。院内には、的確な診療に欠かせない各種検査機器や治療機器が充実し、治療について患者には、わかりやすい説明を心がけている。

　また他院で治療中の、繰り返す中耳炎や長引く咳、改善しない難聴や耳鳴り、めまいなどに対するセカンドオピニオンにも力を注ぎ、これまで多くの症状を改善に導いている。患者の年齢層は幅広く、地元のみならず遠方からも評判を聞きつけて来院する。

●難聴患者の「聞こえ」の改善にいそしむ

高齢者に多い疾患には、難聴や耳鳴り、めまい、嚥下障害、音声障害などがある。難聴について院長は「世界的な医学雑誌ランセットによると、難聴は認知症を発症する最大の危険因子であると指摘されています。聞こえにくいと情報量が少ない状態にさらされ、認知症の発症に影響するのです」と話す。

難聴は内耳や内耳以降の神経回路の障害によって発生し、放っておけば進行する。「歳を重ねると、どうしても聞こえの力が落ちてくるため、進行を防ぐ治療が大切です」。難聴と診断した場合は、血流を良くする内服薬の処方のほか、補聴器によって「聞こえ」の改善を図る。

補聴器は、患者が聞きづらい音や生活環境などに合わせて調整が必要で、院長は販売店へ向けた補聴器適合に関する診療情報提供書を作成する。さらに補聴器購入後の再調整や聴力の変化などにも対応し、長期にわたるケアを行う。「耳鼻咽喉科の書類があると、適正な価格で適切な補聴器を選択でき、医療費控除も受けられます」

補聴器の購入を検討する場合は、まず耳鼻咽喉科を受診して、必要性の有無を判断してもらうことが賢明。難聴の原因が中耳炎やメニエール病なら、それらを薬や手術で治すことで「聞こえ」の改善が期待できる、という。

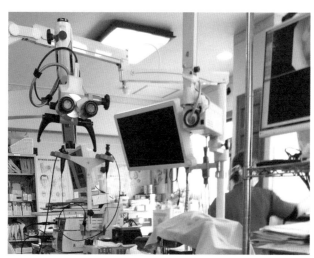

検査機器

●耳鳴り、めまい、嚥下障害などにも的確な治療

　耳鳴りは、実際は音がしていないのに雑音が聞こえるような症状で、難聴に伴って生じることも多いという。原因疾患があれば、まずその治療を行い、耳鳴りには内服薬を処方、改善しなければTRT療法（耳鳴り順応療法）を行う。これは補聴器に似た特殊な装置を装用し、耳鳴りに近い音を試しながら、それに少しずつ順応していく療法。即効性はないが、改善が見込まれるケースが多いという。

　めまいは骨粗しょう症が原因となるものもある。耳には平衡感覚を司る耳石があるが、これが壊れて耳の内部を動くことで起こる。耳石はカルシウムでできており、骨粗しょう症になると骨がもろくなるのと同様に、耳石ももろくなって壊れてしまうことが原因。眼振の検査を行い良性発作性頭位めまい症と診断したら、耳石置換法により三半規管に入った耳石を耳石器に戻す治療を行う。

　むせる回数が増えたり、食べ物が飲み込みにくくなったりする嚥下障害は、喉のどこに食べ物が入ったかわからない知覚障害や、飲み込むための筋力低下が原因となることが多い。診断は、色のついた水を飲み込む状態を鼻から入れた内視鏡で観察し、嚥下障害か否かを見極めたうえ、適切な処置を行い薬物療法も併用する。「睡眠中に気管に唾液が入ると、雑菌によって誤嚥性肺炎になるリスクもあるため、咀嚼と嚥下にかかわる機能を回復するためのリハビリも大切となります」

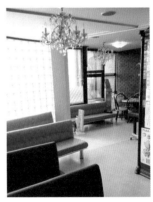

待合室

柿 音高 院長
（かき・おとたか）

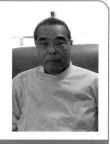

PROFILE

経　　歴	1955年呉市生まれ。1980年広島大学医学部卒業。クィーンズランド大学（オーストラリア）、バルセロナ自治大学、Ninewells Hospital（スコットランド）、米国アイオワ大学、コペンハーゲン大学、京都大学にて研鑽を積む。広島赤十字・原爆病院、呉共済病院、広島大学病院などの勤務を経て1997年より現職。広島市耳鼻咽喉科医会役員、広島市立リハビリテーション病院嘱託医など。医学博士。
実　　績	新患患者数1,790人（2022年1〜12月）
資　　格	日本耳鼻咽喉科学会認定耳鼻咽喉科専門医。日本気管食道科学会認定日本気管食道科専門医。
趣　　味	クラシック音楽鑑賞
モットー	患者さんに寄り添う治療

●院長の横顔

　広島大学卒業後に国内外の大学で研究に励み、内耳の構造についての論文を発表。勤務医時代には年間600例の手術を行ってきた。開業後も国内外の学会に参加して、最先端の情報維持に努めている。2019年にはコペンハーゲン大学からスタッフとして誘われたが、クリニック存続に関わるため辞退した。常に質の高い医療を提供することを心がけ、めまい相談医としての自身の専門的知識と診療技術を確認するため、再試験を受け合格している。

　苗字の由来は、江戸時代に先祖が、出身地である加賀（石川県）の前田家に献上する柿を選別する庄屋であったため、「柿」という名字を拝命したという。

●院長からのメッセージ／百歳まで元気に過ごすために

　聞こえづらさは老化のせいだと思っていても、実はメニエールなど治る病気のこともあります。また、加齢性難聴に加えて聴覚伝導路に障害があると、より難聴は進行します。難聴が強い場合、補聴器の手助けを受けながら、病気の進行を防ぐことが重要です。そのうえ、難聴は認知症の一番のリスク要因にもなっていますので、耳鼻咽喉科を受診してチェックすることが大切です。そして必要ならば、耳鼻咽喉科医の助言のもと、自分に合う適切な補聴器を適正な価格で購入し、認知症を予防するようにしてください。

「噛める歯」の維持と「食養生」の助言で患者の健康を支える

中西歯科医院

得意分野
予防歯科、歯周病、義歯
（部分入れ歯、総入れ歯）

中西 保二 院長　中西 茂 副院長

🏠 広島市南区比治山本町 16-35
　広島産業文化センター 12F
☎ 082-251-6480
ニッコリ ムシバ ゼロ

🕐 診療時間：9:15〜13:00／14:30〜18:00
　　　　　　（金曜午後は15:00から）

🈺 休 診 日：日曜、祝日

🚗 駐 車 場：地下駐車場（無料）

🈁 H　　P：あり

🏥 スタッフ：歯科医師4人、歯科衛生士9人、歯科技工士2人、受付2人

💉 主な機器：高圧蒸気滅菌器2台、WD（ウオッシャーディスインフェクター）、マイクロスコープ3台、CT、口腔内カメラ、CAD-CAM2台、口腔外バキューム、真毛細血管測定器、位相差顕微鏡、血管年齢測定器、体組成器、唾液検査器

●患者を待たせない「より楽に・より早く・より正確な」治療

　「歯の健康なくして、全身の健康はありえない」という信条のもと、医師と歯科技工士・歯科衛生士が連携しながら、むし歯や歯周病の的確な治療、入れ歯作製、治療後のメンテナンスに尽力している。根の治療の専門医とも連携しており、歯の神経が腐敗して膿をためる重度の根尖性歯周炎（こんせんせいししゅうえん）など、難易度が非常に高い感染根管治療は、専門医を紹介することもできる。

　治療は「痛みが出ないよう、より楽に、より迅速に、より正確に」行うことを心がけ、患者との十分なコミュニケーションを取りながら進め

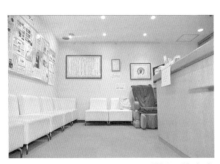

明るい待合室

ていく。同院には、30年以上の経験をもつ熟練の歯科技工士が2人常駐。患者のイメージに沿った詰め物や被せ物を短時間で作製できるほか、入れ歯の修理なども当日の対応が可能で、患者の満足度は高い。

歯の治療やメンテナンスにとどまらず、健康な体をつくるための食物や食べ方などの食養生についても、研鑽を積んだ院長が、興味をもつ患者にアドバイスしている。

●メタルフリー（金属不使用）で再治療の回数を減らす

むし歯の治療では削った箇所に詰め物をするが、金属素材は5〜7年経つと錆びたり変形したりして、そこから再びむし歯になることも少なくない。そうなると再び削って治療する必要が生じるが、1本の歯にできる治療は5〜6回が限度で、最終的には抜歯に至るという。

「一番いいのは歯をなるべく削らないことです」と話す副院長は、金属素材を使わないメタルフリー治療に力を注ぐ（自由診療※）。素材のうち「いま、歯科素材の中で最も長持ちするもの」と推奨するセラミックは、耐久性があり口の中でしっかり安定し、傷もつきにくい（写真）。

同院ではコンピューター制御のシステム（CAD-CAM）を導入し短時間に設計・製作ができるので、当日の装着も可能。「歯の処置後、細菌などの塊が付着する前に装着できることも、むし歯になるリスクを減らし、再治療の回数を減らすことに寄与しています」

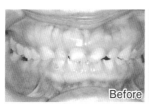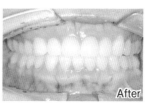

Before　　　After

セラミックを使った治療の前と後
※セラミックインレー1本44,000〜55,000円
セラミッククラウン1本66,000〜99,000円
ジルコニアインレー1本66,000円
ジルコニアクラウン1本88,000〜110,000円

●メンテナンスと食養生の助言で健康を支える

歯周病は痛みがないため、気づかないうちに進行していることが多く、歯の周りの歯肉や歯を支える骨などが溶けてしまうことも。また、歯周病菌から出る毒素が体内に入り、さまざまな病気を誘発するケースもある。そのため同院では、歯周組織検査やレントゲンにより進行

度を正確に把握し、症状に応じた適切な処置を行うよう努めている。

重度の歯周病やむし歯で歯を失った場合、治療法の一つに入れ歯がある。

歯を失うと、食事をすることが難しくなり、体にもさまざまな弊害が出る。全身の健康を維持するには、失った歯の代わりとなる入れ歯で、よく噛めることが大切。「入れ歯は人工臓器」と定義する院長は、丁寧な型取りと細かい調整により、患者一人ひとりに合ったよく噛める入れ歯を作るオーダーメード治療に精力を傾けてきた。「よく噛むことで消化に大切な唾液の分泌が促進され、顎（あご）の咀嚼運動によって脳への血流量も増し、健康な体を維持することができるのです」

天然の歯も治療済みの歯も、その寿命を延ばすためには定期的なメンテナンスは欠かせない。患者が自身で行うケアには限界があるため、「3か月に1度は来院して、メンテナンスを受けていただければ」という。

同院では一人の患者を継続して担当できるよう、歯科衛生士の担当制を導入。毎回約1時間かけて歯のクリーニングを行うことで、再発や悪化を防ぎ、歯周病の予防にもつなげている。また要望があれば、位相差顕微鏡（いそうさけんびきょう）を用い口内の細菌の種類や数を示して患者にリスクを自覚してもらうが、それが来院の動機づけにもなっている。

「正しいメンテナンスによってよく噛める歯の健康を維持しながら、体に良い食べ物を選び、適切な食べ方で食べることが、健康長寿でいられる秘訣です」と話す院長は、約7年前、自身が難病の類天疱瘡（るいてんほうそう）を患った際、栄養学を深く学び、食養生によって病気を克服した経験をもつ。

多くの人にその重要性を知ってほしいと願い、「ずっと健康で長生きしたいなら、噛んで唾液を出しなさい」と題した本を、2023年1月に出版。院内でも歯科医療を行うだけでなく、健康な体をつくるために必要な食養生についてのアドバイスを惜しまない。

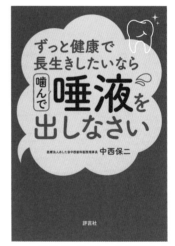

歯のメンテナンスと食養生で
人生を100年楽しむ秘訣を、
わかりやすく解説している

中西 保二 院長
（なかにし・やすじ）

PROFILE

経　歴	1948年広島市生まれ。1973年愛知学院大学歯学部卒業。ア歯科広島東グループ小松診療所勤務を経て、1980年南区皆実町に同院開院。1990年同地に移転。
実　績	セラミック3515症例（2018～2022年）
趣　味	剣道（広島大学医歯薬学部剣道部師範、江波養心館館長、保仁館館長）、筋トレ、釣り
モットー	ただ今日成すべきことを熱心になせ。心技一如、直心是道場

●院長の横顔

　小学4年のとき、歯科医師の父が突然亡くなり、3人の子を抱えて母は苦労の連続で、自分の歯を気にする余裕もなく40歳代という若さで総入れ歯に。母が歯のことで大変な思いをしているのを見て「歯を失う患者さんを少しでもなくそう」と、歯科医の道へ進んだ。

　約7年前、自己免疫疾患で難病指定されている皮膚病の類天疱瘡を患い、全身のかゆみと水疱に苦しんだ。ステロイド等の薬剤治療では一向に治らなかったが、酵素栄養学の第一人者で、栄養学の師である鶴見隆史医師に出会い、半断食と食養生について処方された。

　以来、小麦系食品や過度な動物性たんぱく質摂取を避け、生野菜や果物、食物繊維を多く含む豆類などをほどほどに、よく噛んで食べるという食養生を実践。いまでは症状も治まり体調の良い状態が続いており、この体験を多くの人に伝え、食養生で健康になってほしいとの思いを強く抱いている。

●院長からのメッセージ／百歳まで元気に過ごすために

　健康に影響を及ぼす食習慣や生活習慣を改善するための保健指導は、歯科医師の業務であると考えています。健康で長生きするために、正しいメンテナンスでむし歯のない健康な歯を維持して、体に良い食べ物を選びよく噛んで食べるなどの「食養生」は大変重要です。口腔内の心配事のみならず、身体を健康に保つための食べ物や食べ方などについてもアドバイスいたしますので、興味のある方はいつでもご相談ください。

中西 茂 副院長
（なかにし・しげる）

PROFILE

経　歴	1984年広島市生まれ。2008年北海道医療大学卒業。同大学での研修後、大阪の歯科医院（開業医）勤務、医療法人甦歯会もりかわ歯科志紀診療所院長を経て、2017年より現職。
趣　味	マラソン、釣り、そば打ち、ルービックキューブ

かかりつけ医として、総合的な診療を実践

平賀内科クリニック

得意分野
循環器関連の疾患、
往診・訪問診療

平賀 正文 院長

🏠 広島市南区皆実町
6-14-4
☎ **082-253-1569**

🕐 診療時間：9:00～12:00／16:00～18:00
🕑 休 診 日：木・土曜午後、日曜、祝日
🚗 駐 車 場：1台
💳 H　　P：あり
👥 スタッフ：医師1人、受付1人
💉 主な機器：心電図、ホルター心電図、超音波（全身）、胸腹部X線撮影

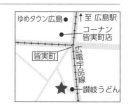

●開業以来変わらず、地域の人々に寄り添う医院

　平賀院長は内科医長や診療所の所長を務めた後、2002年に父からクリニックを継承し、開院。診察に訪れるのは、地元に長く住む高齢の方が多く、風邪・腹痛・熱などの内科疾患に対応しており、超音波検査や心電図検査など基本的な検査も行う。

　また、院長は心臓や血管に関する疾患に対しても豊富な診療経験をもつ。「当院は内科・循環器内科・消化器内科の診療を行っていますが、診療科にとらわれず、悩みや主訴に耳を傾け、患者さんの悩みに寄り添う医療の窓口でありたい。病気にかかったときに身近に頼ってもらえる場所にしたいと思っていま

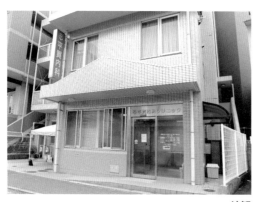

外観

す」と話し、時には近隣のクリニックを紹介するなどして適切な治療に導いている。また、漢方薬による治療も行い、多角的なアプローチで最善の治療を模索している。

同院では、検査結果や治療について患者に説明が必要な場合は、わかりやすさや丁寧さを心がけている。「言葉だけで説明をしても"イメージができない""体の中の様子がわからない"といった疑問を持たれる方が多くいらっしゃいます。そこで、心臓や血管の模型を使って説明したり、模型に触れて体の構造や症状を実感していただいたりしています」と院長。医学用語を多用するのではなく、できる限りわかりやすい言葉で、病気に対してイメージしやすいように工夫もしている。

●患者との対話を大切にし、誠実な診療を心がける

院長は「たとえば、これまで自力で近所へ買い物に行けた方が歩行補助具が必要となり、ご自身の行動範囲が狭まってきたことで何が大事なのか、そして"何かをやめる・変えていくのか"という人生のターニングポイントを見極めて差し上げる。そして、患者さんの1年後、5年後を見据えて対応していきたい」と話す。

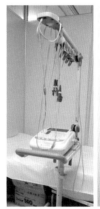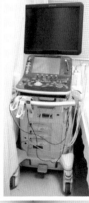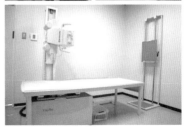

診療ガイドラインに沿った診療は行うが、画一的な治療は行わない。「70歳、75歳くらいになってくると、それぞれの方に人生があり、生活も家庭の様子、そして身体の状態も異なります。そういった個々の背景と今の標準的な治療とのすり合わせというか、適応をさせるといったことに重点を置いて診療にあたっています」

不安を抱えて来院する患者に安心してもらうには、自身の病気や

丁寧な説明を受けながら検査や処置を受けることができる(左上／心電図検査装置、右上／超音波検査装置、下／レントゲン

身体の状態をきちんと説明して理解してもらう必要がある。院長自身が患者の立場になっときに、医者である自分ならどうしてほしいかを意識して診療を行っている。「一人でできることは限られていますが、私にできることはすべて患者さんにして差し上げたいと考えています」と院長。

●在宅医療をはじめ、地域住民の健康維持に尽力

最近増えているのが、在宅診療だ。「これまでかかっていた病院では通院が難しいため、往診を依頼されることや、また継続的な訪問を頼まれることが増えたように思います」と話す。同院では午前と午後の診療の間の4時間を訪問診療にあてており、特別養護老人ホームへ嘱託医として週2回、通院が難しい寝たきりなどの状態の患者を数人、半径3㎞ほどのエリアを担当している。看護師、ケアマネジャー、地域包括支援センターのスタッフらとチームを組んで在宅医療に取り組んでいる。

年齢とともに心身の活力が低下し、要介護状態となるリスクが高くなった状態を「フレイル」というが、同院でも高齢者のフレイル予防の対策を実践している。「がん検診などの健康診断時に、簡単に筋肉量を測れる"指輪っかテスト"を行ってもらい、サルコペニア（歳とともに筋肉量が衰える現象）による転倒や骨折のリスクをチェックしたり、疲れやすさや歩行スピード、行動範囲など何気ない会話を通じて、その方の"変化"も把握しています」と話す。また、生活圏の行動に具体的に落とし込んで話をし、本人が気づきにくい"変化"を早期に発見し、必要に応じて検査や治療につなげるよう心がけている。

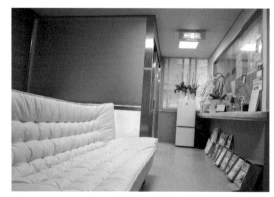

受付・待合

92

平賀 正文 院長
（ひらが・まさふみ）

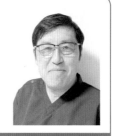

PROFILE

経　歴		1963年広島市南区生まれ。修道中・高校を卒業後、1989年大阪医科大学卒業。三次地域医療センター、大塚病院、広島大学病院、湯野温泉病院、福島生協病院内科医長、草津診療所所長を経て、2002年5月平賀内科クリニックを開院。
実　績		患者数約1,600人（2022年1〜12月）
資　格		日本内科学会認定総合内科専門医、日本循環器学会認定循環器専門医、日本超音波学会認定超音波専門医
趣　味		読書（気に入ればどんな分野でも）、山歩き（主に里山）
モットー		一期一会

●院長の横顔

　勤務医だった父は休みがほとんどなく、毎日のように働く父の姿を見て、寂しさも強かったが、次第に仕事に打ち込む父の誠実さや使命感にあこがれを持つようになった。

　学生時代に病院へ実習に行ったとき、心停止や心筋梗塞などの急性期疾患に多く接し、循環器内科を身近に感じるようになり、この道に進むことを決意した。

●院長からのメッセージ／百歳まで元気に過ごすために

　「自分が患者さんだったらどうしてほしいか」を自分自身に問いながら診療し、地域のかかりつけ医として何でも相談してもらえる医師になりたいと努めています。どんな不調でもまずは気軽にご相談ください。

悪性腫瘍のほか、排尿障害などにも尽力

いるかクリニック

得意分野
泌尿器科悪性腫瘍
（とくに前立腺がん）

三枝 道尚 院長

🏠 広島市安佐南区相田
1-3-18

☎ 082-962-1031

🕐 診療時間：9:00〜13:00（受付は12:30まで）／
15:00〜18:00

休 休 診 日：木・土曜午後、日曜、祝日

🚗 駐 車 場：20台

🅿 H　　P：あり

👫 スタッフ：医師1人、事務長1人、看護師3人、受付3人

💉 主な機器：超音波診断装置、自動尿分析装置、尿中有形成分分析装置、軟性膀胱
鏡、全自動血球計数装置・免疫反応測定装置（CRP）、尿流量測定装置

至 大町
アストラムライン
毘沙門台
南部山橋北詰
ウォンツ　フレスタ
相田店
★
下相田

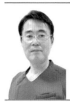

1985年鳥取大学医学部卒業。1989年岡山大学大学院医学研究科
卒業。広島市民病院、府中総合病院、姫路聖マリア病院、広島市民
病院泌尿器科主任部長、香川県立中央病院、福山市民病院を経て、
2016年8月から現職。日本泌尿器科学会認定専門医。

●迅速な診断で病気の早期発見に注力

　院長はこれまで広島市民病院などで泌尿器科がんを専門とし、とく
に前立腺がんを中心とした診療を行ってきた。内視鏡手術、開腹・腹
腔鏡手術、ロボット支援手術などを数多く手がけ、これらの経験から
泌尿器科悪性腫瘍の診断だけでなく、治療法についても総合病院と同
レベルのアドバイスが可能。

　同院は隣接する恵風会谷川脳神経外科と連携をし、CT と MRI をス
ムーズに使用できるのが大きな利点。「造影剤を使用しない CT 検査で
あれば、当日に撮影できます。MRI 検査は事前予約になりますが、が
んの疑いが強いなど緊急の場合は、通常の予約枠より早めに検査する
ことができ、患者さんにとっても数日間待つという精神的苦痛が軽減

できるのではないでしょうか」

●患者側の立場に立った、経験豊富な診療に定評

　年々増加傾向にあり、男性のがんで最も多くなった前立腺がん。原因は不明だが、遺伝が強く関係していることは確かだ。家族歴がある場合は、40歳代から検査を受けるのが望ましい。「前立腺がんは進行が比較的遅いので、必ずしもすべての方が手術や放射線療法のような侵襲的(体に負担がかかる)な治療を受ける必要はないと考えています。年齢や状況によっては治療せず、血液検査などで経過観察を行うPSA監視療法という手段もあり、当院でも積極的に行っています。どの治療法を選択するかについては十分に時間をとって、説明と相談をさせていただきます」と院長。

　高齢になると、排尿トラブル（排尿障害）を抱えることが多い。「トイレが近い」「トイレに間に合わない」などの症状で日常生活に大きな影響を与えることがある。加齢による泌尿器の機能低下だけでなく、高齢男性では前立腺肥大症などが原因になることもあり、「治療によってトラブルが改善すると、初診時よりお元気になる患者さんがたくさんいらっしゃいます。『百歳まで元気に』を考えた場合、排尿障害の解決はとても有効な手段だといえます」と話す。

　院長は「悪性腫瘍を見逃すのは専門医として非常に恥ずべき」と考えているため、慎重に診断・治療を行う。思わぬところに病気が隠れている場合があり、とくに痛みのない血尿は注意が必要。「頻尿や排尿困難以外にも、血尿があればすぐに医療機関を受診してください。患者さんが抱えているつらい症状に寄り添い、しっかり診断していきたいと思います」と喚起する。

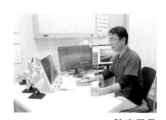

診療風景

| 百歳まで元気に過ごすために | 患者さんは高齢の方が多く、認知症や骨粗しょう症などの病気が隠れていることがあります。泌尿器科の領域外の病気でも見つけだせるような「ゲートキーパー」のような役割を果たせるようになりたいと思います。健康長寿を実現するには運動習慣が大事です。天気が良い日は無理のない程度に、外で体を動かすようにしましょう。 |

乳腺専門医としての実力と、内科・外科分野での対応力

こころ・やのファミリークリニック

得意分野
乳がん検診、乳腺疾患、消化器疾患

矢野 健太郎 院長

🏠 広島市安佐南区伴南4-1-10
（フレスポ西風新都内）

☎ **082-811-8277**

🕐 診療時間：9:00～12:00／14:00～18:30
（土曜は16:00まで）

🏥 休 診 日：木・日曜、祝日

🚗 駐 車 場：11台
（フレスポ西風新都駐車場256台も利用可能）

💻 H　　P：あり　ネット予約可能

👥 スタッフ：医師1人、看護師5人、診療放射線技師1人

✏ 主な機器：マンモグラフィ、経鼻内視鏡、超音波診断装置、胸部・腹部レントゲン、超音波骨量測定装置

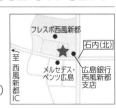

●内科から外科まで、ホームドクターをめざす

　総合病院やがんセンターで、数多くの乳がん患者の診断・治療に携わってきた院長。同院は乳腺専門のクリニックとして、乳がん検診（マンモグラフィ）や他院乳がん検診で異常を指摘された方の精密検査に力を入れており、乳がんの早期発見に努めている。

　また外科専門医としても消化器や呼吸器など、さまざまな手術、検査、麻酔、救急医療に携わり、全身管理やプライマリケア（総合医療）に経験を積んできた。そのため、乳腺疾患全般以外に、内科、外科、消化器内科に関しても幅広く対応しており、経鼻内視鏡を備え、食道、胃、十二指腸の疾患の検査、治療にも力を注いでいる。

　「常に迅速で的確な質の高い医療を提供すること」を心がけ、ホームドクターとして子どもから超高齢者まで患者の健康を守り、地域貢献につなげている。

　また同院は、乳がん全体の約1%を占めるといわれる男性の乳がんにも対応。男性も来院しやすく、乳腺に関する男性の相談も多い。

●乳腺専門医として乳がんの早期発見に注力

　乳がんは現在、国内で女性に発生するがんの第１位である。女性の９人に１人が一生のうちに乳がんになるといわれており、死亡者数も増加傾向にある。30歳代から増加し、40歳代から60歳代にかけて発症のピークに。とくに近年は65歳以上の高齢者の罹患（りかん）が増えている。

　乳がんは乳腺にできる悪性腫瘍（あくせいしゅよう）で、放置しておくとがん細胞が増殖し、リンパや血流にのってリンパ節や乳房から離れた臓器（肺、肝臓、骨など）に転移することもある。同院では、乳がん検診、乳がんが疑われる場合の細胞診（細い注射針で行う穿刺（せんし）吸引細胞診）や組織診（吸引式組織生検）、そして術後の定期的な受診やホルモン治療などのフォローアップまでを行っている。

　乳がん検診のマンモグラフィ撮影は、豊富な経験と高い技術をもつ女性の検診マンモグラフィ撮影認定診療放射線技師が担当する。高濃度乳腺（乳腺組織がよく発達した乳房）の方にはマンモグラフィと乳腺超音波検査の併用が勧められるが、同院では超音波でしこりの硬さを画像化する乳腺超音波エラストグラフィを導入し、がん検診の精度向上に努めている。

　「できるだけ迅速に正確な診断をし、それを治療につなげていくことが患者さんにとって最も大切です」と院長。乳がんの診断後、手術や抗がん剤治療、放射線治療など、高度で専門的な治療が必要な場合は、設備とスタッフが揃う広島市民病院や県立広島病院、北部医療センター安佐市民病院、広島大学病院などの基幹病院を紹介。こうした病診連携の中、地域医療を担う乳腺専門医として質の高い医療を提供している。

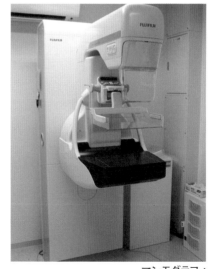

マンモグラフィ

●安心して気軽に相談できる地域のクリニック

　乳がんだけでなく、乳腺外科一般や女性に多い甲状腺診療にも携わる。検査で疑わしい診断結果が出た場合、細胞診など必要な検査を行うと、高血圧や糖尿病など生活習慣病やその他の疾患が一緒に見つかることもよくあり、その場合は併せて治療を行っていく。また、男性の乳腺が腫れる女性化乳房も珍しい病気ではなく、中高生や高齢者にもよく見られる。高齢者の場合は服用している薬が原因のことが多く、まずは服用している薬の量を減らす指導も行っている。

　乳がんは早期発見できれば完治できる確率が高いといわれている。乳がんの多くは進行が遅いが、中には進行の早いがんもある。早期発見のためには、自己触診が大事。いつもと違っていないか、何か触れたり、しこりがないかなど、自分で胸を触ってチェックしてほしい。普段の自分の乳房の状態を知ることで、初めて変化に気づけるので、「いつもと変わりがないか」という気持ちで取り組むことが重要だ。

　「変化に気づいたら、次の検診を待つことなく医療機関を受診しましょう。大丈夫だろうと安易に自己判断することなく、専門医の診療を受けましょう」と、院長は話す。現在、厚生労働省が推奨している乳がん検診（マンモグラフィ）は、死亡率を減少させることが科学的に証明された有効な検診。「40歳を過ぎたら、定期的に乳がん検診を受けることをお勧めします」

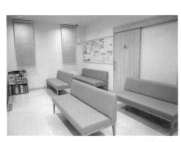

待合室

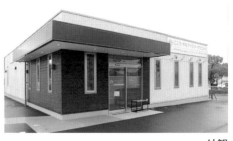

外観

矢野 健太郎 院長
（やの・けんたろう）

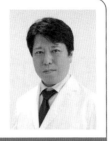

PROFILE

経　歴	2003年徳島大学医学部卒業。千葉大学医学部第一外科入局。小田原市立病院、千葉大学医学部付属病院、千葉県がんセンター、栃木県立がんセンター、コールメディカルクリニック広島などを経て2018年同院開院。
実　績	マンモグラフィ416件、超音波検査599件、細胞診60件、組織診35件（2022年1 〜 12月）
資　格	日本乳癌学会認定乳腺専門医。日本外科学会認定外科専門医。麻酔科標榜医

●院長の横顔

　広島（江田島、安佐南区）で幼少期を過ごし、早稲田大学に進学。大学では経済・経営学を学んだ。その後、「人と関われる仕事に就きたい」「人の役に立ちたい」という気持ちが膨らみ、医師になろうと決意。医学部に再入学して、外科学を主に学んだ。

　2018 年に故郷の広島で開業するまで、関東地方のがんセンターなど大きな病院を中心に、乳腺専門医や外科専門医として臨床現場で腕を磨き、さまざまな経験を積んだ。

●院長からのメッセージ／百歳まで元気に過ごすために

　高齢の方の乳がん罹患が増えています。気になる症状があれば、すぐに乳腺専門医を受診してください。ホームドクターとして外科や内科の分野でも、安心して何でも気軽に相談できるクリニックでありたいと思っています。

地域の人々の一生涯を医療・介護・療育でサポート

高橋内科小児科医院

高橋 祐輔 理事長

🏠 広島市安佐南区緑井 2-12-25
☎ **082-879-3143**

🕐 診療時間：8:00〜12:00／15:00〜18:00
🏥 休 診 日：日曜、祝日
🚗 駐 車 場：29台
🈂 H　　P：あり
🚻 スタッフ：医師4人、看護師（常勤）5人、受付等13人
💉 主な機器：X線検査装置など

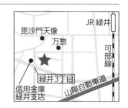

●どんな患者さんでも受け入れ、
　ニーズに応えることをめざす

　「生まれたときから人生の最期のときまで、地域の人を支え続けていく」という理事長の熱い思いは、「医療法人あすか」の理念でもある。「人生のどの段階でも必要なときに支えていくためには、医療だけではうまくいきません。介護や療育の力も必要です。そのため、『あすか』は医療だけでなく、介護や療育にも懸命に取り組んでいます」

　医療の主体である高橋内科小児科医院は、地域のかかりつけ医としての役割を担っており、多くの患者が来院する。小児科では、予防接種や急性の病気のほか、経験豊富な小児科医である副院長が他の分野の専門医や臨床心理士と連携して、アレルギー疾患、発達障害、夜尿症、便秘症などの慢性疾患に総合的、かつ継続的に取り組んでいる。発達外来では発達検査、プレイセラピー、カウンセリング、CARE（子どもと大人の絆を深めるプログラム）、（ペアレントトレーニング）、学習支援などを行っている。

　内科では高血圧や糖尿病などの慢性疾患から風邪や腹痛まで、幅広い疾患の診療に取り組んでいる。理事長は「内科を中心に、どんな患

者でもまずは受け入れることをめざしています」と話し、患者のニーズに応えるための努力を惜しまない。

同院で対応が難しいと判断した疾患や、手術が必要な場合は、迅速に専門医や総合病院への紹

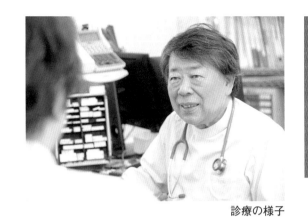

診療の様子

介を行っている。「実は 2022 年 12 月 31 日の当番医の日に、発熱してコロナが疑われるため行き場に困ったという患者さんが 300 人以上も来られ、時間を忘れて精一杯の対応を続けました。でも、すべての方が満足というわけにはいきませんでした」と悔しさをにじませるが、困っている人を何とかしたいという熱意は持ち続けている。

● 24 時間体制で行う訪問診療、 がん患者の看取りにも尽力

病気の進行や障害で医療機関への通院が困難になっても自宅での生活を望む患者には、訪問診療を行い 24 時間体制でサポートしている。「患者さんに合わせたより良い治療を提案する」ために近隣の訪問看護ステーションや薬剤師、ケアマネージャーともネットワークを構築。理事長を含む 3 人の医師が交代で容体の急変などの電話相談に対応し、必要に応じて、臨時の往診や連携する救急病院への紹介も行っている。

総合病院からは、積極的治療が望めなくなった終末期のがん患者の紹介が多く、理事長は「ご本人やご家族の気持ちを大切にしながら、がん患者さんの在宅での看取りにも力を入れています」と話す。終末期の患者には、痛みや息の苦しさ、嘔吐などのつらい症状のほか、気持ちの落ち込みなどの症状がある。酸素吸入や制吐剤、医療用麻薬など、あらゆる医療ツールを使い、痛み、苦しさ、しんどさをとってあげることによりご家族と共に過ごす大切な時間をプレゼントすることが私たちの使命と考えています」

●病気だけでなく人を診る姿勢を貫く

　在宅の患者が胃ろうの処置を受けたり、認知症が進んだりして家族の負担が大きくなった場合は、介護施設への紹介も検討する。「あすか」にもショートステイやデイサービスなどの施設のほか、医療や介護の提供を受けながら生活できるサービス付き高齢者住宅があり、施設の利用を希望する患者や家族の選択肢の1つとなっている。

　在宅と施設を合わせて約230人の患者の診療を担当する理事長は、患者の情報を、3行程度の短いサマリーに要約して「一目で患者さんがどんな人かが思い出せるように工夫しています」。また訪問診療中は電子カルテではなく患者の顔を見て診療できるよう、携帯電話を通じて事務スタッフにカルテ記載をしてもらうなどの工夫も行い、「病気だけを診るのではなく人を診る」姿勢を大切にしている。

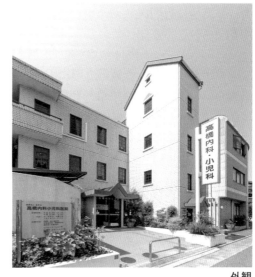

外観

実績	
外来／外来患者延数(内科)50,965人、外来患者延数(小児科)26,668人 上部消化管内視鏡検査104人、超音波検査(腹部、頸部、甲状腺、乳腺)257人 **訪問診療**／訪問患者数136人、訪問延回数2,137人、在宅での看取り人数17人 入院や施設での看取り人数18人、PCAポンプ13人、中心静脈栄養2人 在宅酸素25人、在宅人工呼吸療法(NPPV/TPPV)1/1人、胸水・腹水穿刺2人 **コロナ関係**／コロナワクチン接種人数25,633人、コロナ検査数17,318人 陽性者数5,473人 (2022年4月〜2023年3月)

高橋 祐輔 理事長
（たかはし・ゆうすけ）

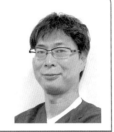

PROFILE

経　歴	広島市立安佐中学校、広島県立祇園北高等学校卒業後、兵庫医科大学へ進学。2002年卒業後、大阪大学医学部付属病院老年・高血圧・総合診療科特任助教、八尾徳洲会総合病院内科医長を経て、2018年高橋内科小児科に入職。2021年から現職。
資　格	日本内科学会認定総合内科専門医
趣　味	サイクリング、デイキャンプ、スノーボード、旅行
モットー	強くなければ生きていけない　優しくなければ生きる資格がない

●理事長の横顔

　医学部卒業後、患者をきちんと診療できる医者になろうと、絶対に患者を断らないことで知られる八尾徳洲会総合病院に勤務。そこで、患者に全力で対応する尊敬できる上司に出会い、大きな影響を受けて、どんな病気でも診ることをめざし総合診療医となった。

●理事長からのメッセージ／百歳まで元気に過ごすために

　患者さんが何か困難に直面されたときに、手を差し伸べて助けられる存在になりたいと思っています。

［医療法人あすかの介護施設］

★泊まる（入所事業）
　ショートステイ みどりい、いわや、あすか大町
　小規模多機能型居宅介護事業所 つどいの家

★通う（通所事業）
　デイサービス まやるちょーく、しゅりあちょーく、あすか大町
　通所リハビリテーション すてっぷ
　小規模多機能型居宅介護事業所 つどいの家

★相談する
　あすか居宅介護支援事業所

★暮らす（入居）
　あすかケアプラザ高齢者専用住宅 " レジデンスあすか "
　ヘルパーステーション あすか大町
　ヘルパーステーションあすか大町24（ニイヨン）

地域に根差した医療、予防歯科や歯周病治療に注力

土井ファミリー歯科医院

得意分野
歯周病、インプラント、歯牙移植、矯正歯科、小児歯科、訪問歯科

土井 伸浩 院長

🏠 広島市安佐南区上安 3-1-10

📞 **082-832-7555**

訪問歯科診療科082-830-3230
患者さま専用フリーダイヤル0120-832-155

🕐 診療時間：9:00〜13:00／14:30〜18:00
　　　　　　（木・土曜の午後は17:00まで）

🏥 休 診 日：日曜、祝日

🚗 駐 車 場：10台

💻 HP　　　P：あり

👥 スタッフ：歯科医師12人（うち非常勤9人）、歯科衛生士9人（うち訪問診療専属3人）、受付3人、滅菌担当1人、歯科助手1人（訪問診療専属）

🔧 主な機器：CT、デジタルX線、セファロ（矯正用レントゲン）、口腔内カメラ、レーザー、光殺菌（LAD）装置、CGF精製用遠心分離器、唾液検査機器

●「予防に勝る治療はない」。口腔管理のスペシャリスト

　2001年の開院から現在まで、小さな子どもから高齢者に至る幅広い年齢層の患者が通う歯科医院。2019年からは通院が難しい患者への訪問診療もスタート。土井院長と副院長は歯周病の専門医であり、高度な技術を用いて、歯周組織再生療法手術も手がけている。また、衛生士も高度なメンテナンス、テクニックを駆使して患者の口腔管理を行っているのが特色。

　診療方針に「予防に勝る治療はない」を掲げ、予防歯科を主軸にしながら、むし歯・歯周病の治療はもちろん、入れ歯治療、インプラント治療、歯列矯正や審美歯科など多様なニーズに応じた診療を

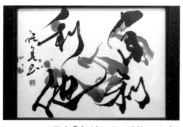

理念「自利の心 利他の心」。
当院にかかわる全ての人々を大切にし、
それを喜びとする

展開している。

　同院の特徴として、高度な歯周病治療やインプラント治療（保険外診療）のほか、3歳（乳歯が生え揃う）から13歳（永久歯が生え揃う）までを対象とした小児矯正を行っており、マウスピースによる歯牙移動システムを採用。永久歯が生え揃うまで床矯正、その後は矯正専門医と連携を取って治療をしている。

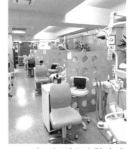

ゆったりとした診療室

　さらに、むし歯などで歯が抜けたところに、健康な親知らずなど自身の歯を移植して使用する歯牙移植術も得意とし、これまでに300症例以上（2001〜2023年）の実績がある。入れ歯やインプラント、ブリッジで治す前に、第4の選択肢として歯牙移植治療を推奨。そして近年では訪問診療に注力している。

●専属の医師たちによるチームでの訪問診療

　20歳代の頃から寝たきりの高齢者の口腔ケアに興味を持っていた院長。いつかはそういった方を対象とする診療もしたいと考え、介護についても学んだ。「開院した頃には50〜60歳代だった患者さん、現在では、当院の階段を上り下りできなくなった方も少なくありません」。どうしようか悩んでいるときに、近くで訪問診療を行っている医師が辞めることになり、その歯科医院を引き継ぐ形で、訪問診療を始めることにしたという。

　訪問診療は歯科医師1人、歯科衛生士2人、歯科助手1人のチームで施設や個人宅に伺っている。訪問診療では未だ人手不足が問題となっているが、安定的に広島大学よりスタッフが確保できるシステムを構築できているのが強みだ。一般的な訪問診療よりも高度でやさしい診療・予防を心がけており、ハンディタイプのレントゲンカメラなども用意し、極力クリニックと同様の治療を行えるようにしている。

　「意思表示のできない寝たきりの方も笑顔にさせるような会話で、

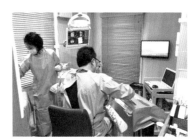

治療の様子

訪問診療を心待ちにされる患者さんもいらっしゃる」というのが、訪問診療を行うチームスタッフのモチベーションにもなっている。また、寝たきりなどの患者の口臭が改善したと家族からの嬉しい声をいただくこともあるという。同

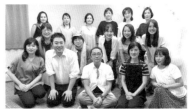

スタッフの皆さん

院の調査で口腔ケアを定期的に行っていない施設・グループとの比較で、発熱回数などの全身への影響が改善されることがわかっている。

「新型コロナウイルス感染症の流行で、一時訪問を中断する施設などもありましたが、口腔ケアと免疫の関係性のデータを取って説明したところ、診療を再開してくれるようになりました」と院長。

●定期的なチェックで健康な歯を！

定期的なメンテナンスや検査、日常のブラッシングなど予防歯科に力を入れ、院内には多彩なホームケア用品が揃っている。院長は「歯周病専門医委員会が認めた歯周病に関する研修会」の講師として歯周病治療の教育・指導を担当。

また院長は院内外での啓発活動にも力を入れ、勉強会の主催や発表、講演会への参加などを積極的に行っている。クリニック名が示すとおり、乳幼児から高齢者まで家族ぐるみで頼りにできる歯科医院といえる。患者は 40 〜 50 歳代くらいの年齢の方が多く、次に 60 歳代以上の夫婦など高齢の方、その次が 10 歳代以下の小児。

いわゆるデンタル IQ（自分の歯と口の健康への関心や意識の度合いを示すもの）も高い方が多く、むし歯などの治療よりメンテナンスの患者が多く、定期検診に来院される方は 3 か月や半年先の予約をほぼ取る。そのため土曜は 5 〜 6 か月先まで埋まっているという。

院長は「健康な歯の状態をいつまでも保つためには、定期的なチェックが大切です。お口の中の状態で気になることがあれば、一度、私どもにご相談ください」と締めくくった。

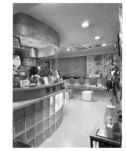

受付・待合スペース

土井 伸浩 院長
（どい・のぶひろ）

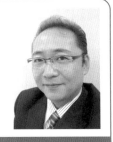

PROFILE

経 歴	1969年広島市生まれ。1994年昭和大学歯学部卒業、広島大学歯学部付属病院第二保存科入局。開業医勤務を経て、2001年に開院。広島大学病院非常勤講師。	
実 績	患者数14,000人（2001〜2023年）	
資 格	日本歯周病学会認定歯周病専門医	
モットー	「明るい挨拶・明るい笑顔・明るい返事」を尊守し、患者さんのニーズに応えながら、いま自分たちができる最高の治療と最高の医療サービスに努めています。	

●院長の横顔

　「高校を卒業したら手に職を付けたい」と思っていた。その後、たまたま縁のあった方から「手に職を付けるなら歯医者も面白いよ」と勧められたのが、この道に進んだきっかけ。自身が以前から共感していた「自利と利他の心」という、人の役に立つために努力することはすべての人を大切にし、それを喜びとするという、同院の理念にもなっている。

　コロナ禍で一旦休止していたが、幼稚園や育児サークルへのブラッシング指導や一般の方への講演なども依頼があれば積極的に応じている。

●院長からのメッセージ／百歳まで元気に過ごすために

　「ゆりかごから墓場まで」という診療方針から訪問診療を含め、当院にかかわる患者さんはかかりつけ医として、最後まで診たいという思いが根底にあります。これまで通り予防歯科をメインにしながら、自分だけでできることに限りがありますが、副院長をはじめ他の先生方やスタッフの力を借りながら、どんな症例にも高いレベルの診療を提供していけるようにしていきたいと思います。

　また高齢になると、歯磨きや口腔内のケア・チェックが上手にできなくなりがちです。そういった口腔機能が加齢などにより衰えることが原因で起こるオーラルフレイル（症状は、食べこぼし、軽いむせ、かたいものが噛みにくい、口の中が渇くなど）を定期的な検診やメンテナンスで予防し、口腔内の健康を守ることで包括的に健康寿命を伸ばすことに積極的にかかわっていきたいと思っています。

約40年にわたり、地域医療に貢献

福井内科医院

得意分野

訪問診療、緩和ケア、糖尿病、栄養指導、疼痛治療

福井 英人 副院長 訪問診療部長

広島市安佐南区長楽寺 2-13-26

☎ 082-872-4114

🕐 診療時間：8:30〜12:00／14:00〜18:00
（糖尿病内科：火曜14:00〜18:00、
金曜10:00〜12:00／14:00〜18:00
美容皮膚科：火曜14:00〜18:00、
金・土曜10:00〜12:00／14:00〜18:00）

🏥 休 診 日：木・土曜午後、日曜、祝日

🚗 駐 車 場：15台

💻 H　　P：あり

👥 スタッフ：外来医師2人、訪問診療医師2人、看護師5人

💉 主な機器：X線撮影装置、心電図、超音波胃透視、呼吸機能検査、迅速A1c測定器、脱毛器、HIFU（高密度焦点式超音波）

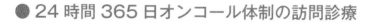

● 24時間365日オンコール体制の訪問診療

　同院では従来の外来診療に加え、訪問診療部を併設。患者の自宅や施設へ医師・看護師が定期的に訪問し、在宅での療養を支える。診療体制で特筆すべきは、患者または家族に担当医師の直通電話番号を伝え、必要時には主治医が「24時間365日」のオンコールでの対応をする点だ。また、訪問先も車で片道30分エリアまで、積極的に過疎地域にも出向いている。救急医療・集中治療や緩和ケア、そして麻酔科医としての専門と経験を生かした2人の医師が、それぞれ専門チームを編成し訪問診療にあたる。そのため、外来患者の中で認知症や寝たきりといった通院が困難になった方も、かかりつけ医を変更することなく、訪問診療を受けることが可能。

　訪問診療は、月2回が基本。患者の状態に合わせて訪問回数を増やすなど臨機応変に対応している。また、緊急時等には入院の手配も行う。「訪問診療の目的は病気の治療だけでなく、褥瘡や寝たきりの予防、ま

た肺炎などを未然に防ぐことです。当院には内科医の院長や糖尿病専門医の妹も在籍しているので、総合的に地域医療を支えていきたいと考えています」と副院長。

●細やかな栄養指導で予防医療に注力

新設した糖尿病専門医による外来では、女医ならではのきめ細かな栄養指導を得意とする。これまで内科医の院長が担当していた外来患者の中でも、重症の糖尿病の方などを診ている。糖尿病は慢性炎症が原因の疾患。慢性炎症は酸化ストレスや AGEs が原因で血管を老化させるため、目に見える症状が現れにくい。

「糖尿病治療において最も大切なのは食事です。糖尿病の患者さんだけでなく、未病の状態の方も食事内容や生活習慣を見直すことで、すこやかな人生を歩んでいただけます」と美典医師。食事やサプリメント、糖質コントロールをする「オーソモレキュラー栄養療法」も取り入れている。

●家族で協力しあい、幸せに繋がる地域医療に向けて

1980 年に院長が現在の場所に開院。内科・小児科・放射線科・緩和ケア内科など幅広い診療に対応している。2019 年以降長男の英人医師、次男の康人医師も加わり、訪問医療を本格的にスタートさせ、医療過疎地域にも積極的に訪問。2022 年には糖尿病専門医でもある長女の美典医師も参入し、糖尿病内科・美容皮膚科を新設した。

地域柄、高齢者の患者が多いため、予約なしでも受診が可能。また、同院の 3 階にはグループホームを併設している。

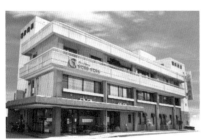

外観

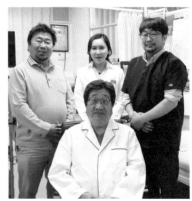

家族4人の医師集合。力を合わせて、近隣住民の健康をサポート

福井 英人 副院長 訪問診療部長
（ふくい・ひでと）

PROFILE

経　歴	2004年兵庫医科大学医学部卒業。JR広島鉄道病院、千里救命救急センター、浦添総合病院救命救急センター（沖縄県ドクターヘリフライトドクター）を経て、2019年福井内科医院副院長兼訪問診療部長。広島共立病院・広島市民病院救急科兼任。
実　績	訪問診療部：総患者数277人（在宅看取り68人、オピオイド使用数55人、在宅酸素55人）※いずれも2021年7月〜2022年6月
資　格	日本救急医学会認定救急科専門医
趣　味	キャンプ、スノボ、釣り、家庭菜園
モットー	在宅医療で地域を変える 最後まで患者さんに寄り添った医療を

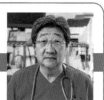

●副院長からのメッセージ／百歳まで元気に過ごすために

　在宅医療はあきらめの医療ではありません。救急医としてあらゆる治療を行ってきた経験から、常日頃より急変時の方針についてしっかりと決めておくことの大切さを痛切に感じています。真剣に生死と向き合ってきた救急医ならではの最良の医療を、最期のときまで提供していきたいと思っています。

福井 信之 院長
（ふくい・のぶゆき）

PROFILE

経　歴	1975年関西医科大学医学部卒業。広島大学病院、広島県内の多数の病院で勤務後、1980年福井内科医院を開院。
趣　味	ゴルフ、アルトサックス
モットー	QOLを考慮した医療提供を心がける

●院長からのメッセージ／百歳まで元気に過ごすために

　当院は幅広く科の枠組みに捉われない、かかりつけ医の総合診療所として、「治す」だけでなく「支える医療」、そして「予防医療」を行い、地域の皆様の健康に貢献したいと考えています。基本的に予約なしでいつでも来院できるようにしているので、ご高齢の方も通いやすいと思います。

福井 康人 医師
（ふくい・やすと）

PROFILE

経　歴	2006年川崎医科大学医学部卒業。川崎医科大学医学部付属病院、国立病院機構姫路医療センター、浦添総合病院、沖縄南部徳洲会麻酔科等を経て、2021年より福井内科医院訪問診療部医師。広島共立病院麻酔科。広島市立北部医療センター安佐市民病院緩和ケア内科兼任。
資　格	日本専門医機構認定麻酔科専門医
趣　味	キャンプ、釣り（ジギング）
モットー	最も立場の弱い人の味方になる

●医師からのメッセージ／百歳まで元気に過ごすために

　これまで培ってきた麻酔科、および総合診療医としての総合性、専門性を生かした在宅医療が可能です。在宅医療にプラスαすることで、痛みを取り除き、患者さんのQOL（生活の質）の改善を目標とする医療を行います。在宅での内科的疾患の管理、がん、神経難病、慢性疾患、緩和ケア等、いずれも対応可能です。

福井 美典 医師
（ふくい・みのり）

PROFILE

経　歴	2010年兵庫医科大学卒業。沖縄中部徳洲会病院、浦添総合病院救命救急センター、浦添総合病院糖尿病内科、大手美容皮膚科沖縄院 院長（北部地区医師会病院救急科・糖尿病内科兼任）等を経て、2022年福井内科医院糖尿病内科・美容皮膚科開設。広島共立病院 救急科・糖尿病内科兼任。
資　格	日本糖尿病学会認定糖尿病専門医、日本救急医学会認定救急科専門医、日本内科学会認定総合内科専門医
趣　味	スキンケア、美容全般、グルメ巡り、低糖質クッキング、栄養学
モットー	艱難汝を玉にす（かんなんなんじをたまにす）

●医師からのメッセージ／百歳まで元気に過ごすために

　血糖値や栄養バランスについては、患者さんご本人よりご家族が心配されていることのほうが多いようです。訪問診療時に、医師にそんな心配事やお悩みをお話しいただければ、連携がしっかりととれていますので、適切に、かつ迅速に専門医よりお応えできるかと思います。

食事を通じた、生活習慣病や高齢者のフレイル予防に定評

まつおか内科生活習慣病クリニック

得意分野
糖尿病、高血圧症、脂質異常症、認知症、脳梗塞など

松岡 多恵子 院長

広島市安佐南区伴南5-1-1

☎ 082-962-7700

- 🕐 診療時間：9:00〜12:00／15:30〜18:00
  （土曜は8:30〜13:00）
  ※金曜午後は漢方外来のみ
- 休 休 診 日：火・土曜午後、日曜、祝日
- 🚗 駐 車 場：6台
- H　P：あり
- スタッフ：医師2人、看護師3人、管理栄養士3人、受付・事務1人
- 主な機器：胸部X線、超音波（エコー）検査、医療法レーザー装置、医療用InBody

●クリニックに併設のカフェを活用した栄養指導

　広島市安佐南区の住宅地「こころ団地」の一角にある壁面がモノトーンカラーの建物は「まつおか内科生活習慣病クリニック」。白壁の2階建ての1階はクリニック専用、2階部分にはクリニック所属デイケアと同院とグループ関係にあるリハビリ訪問看護ステーション「のの花」、また黒壁の平屋部分には「クリニカフェ　ケイズキッチン」というカフェが併設されている。同院は以前、近隣の医療ビルで診療をしていたが、通院患者に対してさらなるサービス向上をめざし、開院10年の節目の年に現在地に移転開業した。

　これまで糖尿病・脂質異常症や高血圧の治療に多く携わってきた同院では、管理栄養士による栄養指導を受けた患者に500キロカロリー・塩分2グラム、糖質制限食（基本的にはお米は

クリニックの隣接のカフェ

制限せず）の試食を行っていた。

　院内で調理、配膳をすることで患者が診察の待ち時間に食事ができるというメリットはあったが、「食事療法は特別食」というイメージを覆したいと、移転を機に通院患者だけでなく、一般の方にも普段から気軽に健康的な食事を味わってもらえる場所として、栄養

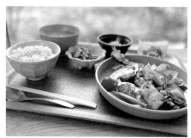
食事療法／カフェで提供される
コンセプトメニューの一例

指導食を提供するカフェを併設オープンした。

　カフェでは医師・管理栄養士監修の「まつおかコンセプトランチ」を提供している。このランチは特定栄養素（免疫強化食・骨強化食・鉄強化食等）に特化したコンセプトメニューで、クリニックにて「外来栄養指導」という医療行為を受けた患者に提供している。糖尿病、高血圧、脂質異常症、肝臓病などの疾患をもつ患者に対して管理栄養士による栄養指導を行い、診察後にはカフェでモデル食を提供し、日々の食生活の改善の参考にしてもらう。通院する患者以外にはカロリー、塩分を計算した「まつおかランチ」を用意している。このランチは医療行為を受けなくても利用できるため、昨今の健康意識の高まりからか20〜30歳代の若い世代の利用が目立つ。院長は「院内での栄養指導だけでは、なかなか継続は難しい。ご家族やお友だちと一緒にカフェの雰囲気も楽しみながら食事をすることで、食事療法の継続につながるのではないでしょうか」と語る。塩分摂取量や味付けの基準について気軽に知ることができるため、患者だけでなく近隣住民の憩いの場としても人気のカフェだ。

●運動と栄養指導を基本に、発病を防ぐことに重点

　同院は内科系疾患全般の診療を行うが、とくに糖尿病を代表とする生活習慣病の治療に定評がある。院長は「単に内服薬を処方するのではなく、食事・運動療法がすべての基本にあるとの考えのもと、当院独自のこだわりの診療を提供します」と、何よりも予防が重要であり、発病を防ぐことに重点を置く。

　院内には高性能な超音波検査装置を備え、経験豊富な医師や臨床検

査技師が頸動脈エコー検査を行っている。この検査により、動脈硬化の程度を判定し、次の検査の必要性（頭部ＭＲＩなど）や最適と思われる治療法について提案する。さらに、糖尿病神経障害の検査や、血管の詰まり、血管の硬さ、血管年齢を測定する血管伸展性検査、骨密度検査にも対応。また、医療用 InBody を使って内臓脂肪、皮下脂肪体積の測定や四肢、体幹の筋肉量、ミネラル測定を行い、治療方針の決定に役立てている。

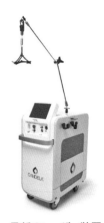

最新のレーザー装置

院長は、「冷えない体づくりや血液循環も重視しています。しっかりと検査することで、体の中から見直すきっかけとなり、早期に改善する症状もあります」と病気の予防のため、健康診断・がん検診にも精力的。

美容皮膚科においては30〜70歳代の幅広い層が通院し、ピーリングやレーザー治療に加え、食事指導を併せた診療を行うことで「素肌力」を高めることに注力する。「とくに肌は食事や運動をすることできれいに保つことができます」と院長。最近では介護脱毛を希望される方も増えているという。また、漢方外来の窓口を週２回設けており、食事療法と漢方薬を併用することで、免疫力の向上や体質改善などの治療効果を高めている。

●グループ全体で「予防から看取りまで」を支える

同院は、グループ全体で「予防から看取りまで」をコンセプトに、積極的に在宅医療を行い、地域に信頼される「かかりつけ医」をめざしている。近隣には、広島市リハビリテーション病院や広島市自立訓練施設があり、多くの入所中の患者が通院する。主に脳出血・脳梗塞の後遺症や脊髄損傷の方が多く、自立訓練所施設退所後

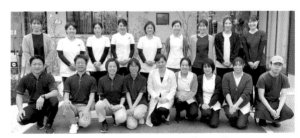

グループのスタッフ一同

松岡 多恵子 院長
（まつおか・たえこ）

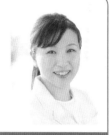

PROFILE

経　　歴 獨協医科大学卒業。国立病院機構呉医療センター、一陽会原田病院、国立病院機構柳井病院を経て、2011年まつおか内科生活習慣病クリニックを開院。

●院長の横顔
　両親が医師であり開業していたため、自然に医師を志すように。料理が好きで、食べ物による身体への影響について勉強がしたかったことも医師をめざしたきっかけだそう。

　「生活に寄り添った治療」をめざして開業。当初は院内で管理栄養士が糖質制限食を作り、栄養指導を行っていた。「患者やご家族だけでなく、食事療法を一般の方にも知ってもらいたくて、移転（2021年5月）を機に、併設カフェをオープンすることになりました」と話す。

●院長からのメッセージ／百歳まで元気に過ごすために
　当院が考える食事療法とは特別食ではなく、健康な方もそうでない方も同じ食事を召しあがっていただけることをめざしています。栄養指導だけでも受診可能です。食事で健康な身体を手に入れましょう。

のリハビリ継続も行っている。「個々の患者さんに合わせた適切な治療・検査を行い、精密治療や専門治療が必要な患者さんは、広島大学病院や県立広島病院、広島市民病院などの提携病院へ速やかに紹介いたします」と話す。

　同院では、併設のカフェをはじめ、院内にはデイケアがあり、利用者の筋力低下のリハビリや脳トレを毎日実施している。また、2階には提携するリハビリ訪問看護ステーション「のの花」（Natural Care&Life）があり、看護師やリハビリ専門スタッフが自宅に伺い、健康チェックや療養生活のアドバイスなど、患者と家族の心に寄り添い、住み慣れた家での暮らしをサポートしている。

患者の心に寄り添った丁寧な診療に定評

わたなべ耳鼻咽喉科・アレルギー科

得意分野
慢性咳嗽（長引く咳）、難聴、耳鳴り

渡部 浩 院長

🏠 広島市安佐南区東原
1-1-2 東原七番館 4F

☎ 082-850-0131

🕐 診療時間：9:00〜12:30／15:00〜18:00
🈳 休 診 日：木・土曜午後、日曜、祝日
🚗 駐 車 場：36台（共用）
🈁 H　　P：あり
👥 スタッフ：医師1人、看護師5人、看護助手1人、受付6人

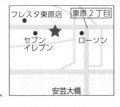
フレスタ東原店　東原2丁目
セブンイレブン　ローソン
安芸大橋

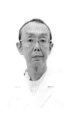
1960年広島市生まれ。1985年大分医科大学（現大分大学医学部）卒業、広島大学耳鼻咽喉科入局。県立広島病院、帝京大学助手、広島大学助手、中国労災病院部長、英国国立心肺研究所留学（アレルギー研究）、安佐市民病院（現・北部医療センター安佐市民病院）部長を経て、2006年6月にわたなべ耳鼻咽喉科・アレルギー科開院。日本耳鼻咽喉科学会認定耳鼻咽喉科専門医、日本アレルギー学会認定アレルギー専門医。

●耳鳴り・慢性咳嗽の治療実績が豊富

　同院は風邪や鼻炎、中耳炎など急性の病気はもちろん、耳鳴りや長引く咳などの慢性的な病気の治療にも力を注ぐ。多い疾患は小児の中耳炎、副鼻腔炎、アレルギー性鼻炎、花粉症。長引く咳は呼吸器内科疾患と思われがちだが、鼻やのどなどが影響していることも多く、耳鼻咽喉科の診療領域。必要に応じて局所の炎症細胞の診断や内視鏡検査などで原因の鑑別を行っている。また、連携する医療機関は多く、「当院で解決できるよう、私にできること

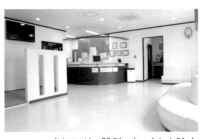
バリアフリー設計、広々とした院内

は精一杯やらせていただきますが、治療が難しいと判断した場合には連携病院に紹介しています」と院長。

●早期発見・早期治療で患者のQOLの低下を防ぐ

難聴は認知症の危険因子の一つ。難聴により「音の情報が入ってこない」ため、脳の活動が低下し、認知機能に影響を与えると考えられている。また、難聴によるコミュニケーション機会の減少も認知機能の低下につながる。「加齢に伴う難聴の場合、その多くが補聴器を使うことで改善します。しかし、日本の補聴器使用率は諸外国に比べて低いのが現状です。認知症のリスクを減らすために、少しでも聞こえに不安があれば、医師に相談のうえ、補聴器の使用を前向きに検討することを勧めます」と話す。

また、嗅覚機能は加齢とともに誰でも衰えるが、日常生活の中で嗅覚低下に気づきにくい。しかし、嗅覚低下がアルツハイマー型認知症のほか、フレイル（心身の機能の低下によって要介護に陥る危険性が高まっている状態）やサルコペニア（加齢による筋肉量の減少および筋力の低下）と関連することがわかってきた。院長は「嗅覚は生活の質（QOL）とも深くかかわるため、においを感じ取れる力を維持することは大切。いろんなにおいに興味を持つことが重要です」と話す。

嚥下障害は、水・食べ物が飲みにくい状態。そのため食べ物などが胃ではなく肺の方に入ってしまい、窒息や誤嚥性肺炎を引き起こすこともある。「嚥下機能の低下を防ぐためには、嚥下の状態を評価したうえで早めのトレーニングで"のどの力"を維持・向上させることがとても大切です」と院長。

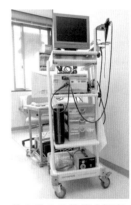

飲み込みの状態を観察・評価する嚥下内視鏡装置

百歳まで元気に過ごすために　加齢によって起こる難聴、嗅覚障害、嚥下障害などの機能低下は、年のせいだからと放っておかず、できるだけ早く専門医を受診し、医療介入することで症状の進行を遅らせたり、合併症を予防できます。

緑内障や白内障、小児眼科の診療に尽力。往診にも対応

はしもと眼科

橋本 克枝 院長

🏠 広島市安佐北区深川 5-23-8

☎ 082-843-9918

🕐 診療時間：9:00 ～ 12:30 ／ 15:00 ～ 17:30
🈳 休 診 日：土曜午後、水・日曜、祝日
🚗 駐 車 場：32台（近隣他院などと共用）
🈯 H　　 P：あり
👪 スタッフ：医師1人、視能訓練士2人、看護師1人、受付3人
💉 主な機器：光干渉断層計、視野検査機器、ERG検査機器、視覚障害体験模擬キット、ロービジョン視力改善機器など

中深川駅裏旧道　三篠川
★
至 広島　JR 中深川
芸備線
31
中深川郵便局〒

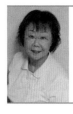

東京生まれ。1979年帝京大学医学部卒業。同大学医学部附属病院、水戸赤十字病院、聖母病院、帝京大学医学部附属溝口病院などを経て、1985年より現職。日本眼科学会認定眼科専門医。

●緑内障や白内障、小児の弱視の早期発見に尽力

　同院は、白内障や緑内障をはじめ、加齢黄斑変性などの網膜硝子体疾患、弱視、斜視検査や診断、小児眼科検診、ドライアイ、流涙症、眼鏡・コンタクトの処方など、患者に最も近い第一線の担い手として、眼科疾患全般に幅広く対応している。手術などが必要な場合は、患者の要望はもとより、病態や治療法、ライフスタイルなども勘案しながら最適な施設へ紹介。さらに、近隣のはしもとクリニックと密接に連携して診察にあたり、受診できない患者への往診にも対応している。

　国内における中途失明の原因で最も多いのが緑内障。40歳以上の人の20人に1人が緑内障と推定されている。しかし自分では気づきにくいため、9割が未受診といわれている。同院は眼圧や眼底、視野などの検査に加え、

眼底検査をより詳しくするために、網膜の断層を観察できる光干渉断層計（OCT）を導入。従来は早期発見が難しかった眼底の異常の発見が可能で、緑内障や加齢黄斑変性の検査でも効果が高い。

「眼科疾患には治る病気と治らない病気があります。たとえ完治がむずかしくても寿命までできるだけ残存している視力を維持していけるように」と院長は眼科医として最善を尽くし、心のケアも含め、診療にあたっている。

●当事者はもちろん家族にも寄り添う

院長は通常の診察に加え、ロービジョン患者の会「ポジポジハウス」を設立し、患者同士が気軽に交流できるサロンを毎月開催している。サロンでは、家族には話しづらい悩みや困りごとの相談、補助の申請方法など当事者ならではの貴重な意見交換をはじめ、世話役としてボランティアと一緒に、ヨガやブラインドテニスのほか、土地を借りて野菜作りなども楽しんでいる。「病気をすると不安だし、気持ちが沈んでいると治療のやる気も出ないし、マイナス思考になりがちになるので心のケアも必要。どういった声かけが正解か分かりませんが、少しでも前向きな言葉で患者さんに寄り添っていきたい」と院長。

同院には緑内障や白内障、黄斑変性などの見え方を類似体験できるシミュレーションキットがある。当事者だけでなく家族も同じ体験をすることで、本人がどのように見えているかを理解してもらい、日常のサポートなどにもつなげている。

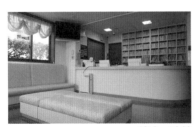

待合・受付

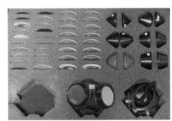

視覚障害模擬実験用
シミュレーションレンズトライアル

百歳まで元気に過ごすために 水晶体が濁ることによって、かすんで見えにくくなる白内障。加齢が最大の原因で40歳から始まります。緑内障・白内障ともに40歳を過ぎたら、定期的な眼科検診を受けることが大切です。

119

神経疾患・精神疾患ともに診療実績が豊富

森岡神経内科

得意分野
認知症、パーキンソン病、
脳神経疾患、精神疾患

森岡 壯充 院長

🏠 広島市安佐北区可部南
4-9-17
☎ 082-819-0006

🕐 診療時間：8:30 ～ 12:00 ／ 14:00 ～ 18:00
🈺 休 診 日：木・土曜午後、日曜、祝日
🚗 駐 車 場：20 台
🏥 H　　P：あり
👥 スタッフ：医師1人、非常勤医師5人、非常勤心理士2 人、
　　　　　　看護師5人、受付7人
💉 主な機器：頭部 CT、脳波、骨密度計、心電図、血球計算計

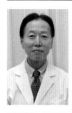

1955年広島市生まれ。80年東京医科大学卒業。広島大学病院、広島市民病院、安佐市民病院神経科主任部長を経て、2002年より現職。広島県精神神経科診療所協会会長、日本精神神経学会代議員、中国・四国精神神経学会評議員、広島県精神神経学会理事、広島県地域対策協議会精神疾患専門委員、広島県精神科救急委員会委員、広島県精神保健福祉協議会常任理事。

●常に患者の治る力を高めることを念頭に治療

　広島大学・広島市立安佐市民病院など、基幹病院での勤務時代から精神科と神経内科を分けずに診療する方針は、同院でも踏襲。神経内科は主に、運動・感覚や認知機能の障害の診断を行い、疾患としては認知症やパーキンソン病といった変性疾患、脳血管障害、てんかん、頭痛などを対象としている。精神科はいわゆる心の病気で、うつ病や神経症、統合失調症、人格障害などを診療。精神科と神経内科は密接なかかわりがあり、精神症状と神経症状の両方が現れる病気も多数ある。「全体を診療できる医師をめざして研鑽を積んでいます。科の違いに悩まずに受診していただければと思います」と院長。医師からの信頼も厚く、他院からの紹介による受診も多い。

うつ病の患者が一番多く、神経症、統合失調症、てんかん、認知症やパーキンソン病にも注力している。とくに高齢者の場合、認知症でうつを発症しているケースも少なくなく、まずは詳細な問診など的確な診断が大切。CTや脳波測定のための機器も揃え、それらを活用して診療している。また、同院には臨床心理士も非常勤で在籍しており、必要に応じてカウンセリングを行う。

治療は薬物療法や精神療法を中心に、病気や症状で画一的な治療を行うのではなく、その人に合わせた「テーラーメイド型治療」をめざしている。例えば、薬を選ぶならその人の年齢、体質や生活習慣、ほかに内服している薬まで考慮して、患者と話し合いながら処方を行う。心の病の治療なら、就労・就学を含めた生活状況や家族、他者との関係などバックグラウンドまで気を配る必要がある。「患者さんによって目標が異なりますし、それによってアプローチの仕方も異なります。患者さん一人ひとりの思い、考えを尊重して手助けします。患者さんの改善による笑顔が、仕事をするうえでなによりの原動力です」と院長は話す。

●患者の不安をまず取り除き、しっかりと向き合う

デリケートな悩みや相談が多いため、対応には配慮が必要。治療を始める前に患者の不安を取り除くことを心がけている。そのため、初診時の問診には時間をかけ、治療方針もわかりやすく説明。「1回1回の診療において、しっかりと向き合い、その時点で誠実に行って満足していただくことが大切です」。精神科・神経内科の病気は一度治療して治るということは残念ながら少なく、多くは継続的に通院し、改善や再発予防をめざすことになる。

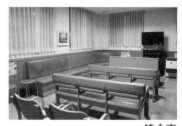

待合室

百歳まで元気に過ごすために

もし心の不調がありながら受診をためらっているようでしたら、一度受診してみることをお勧めします。当院は常に患者さんの治る力（レジリエンス）を高めることを念頭に、一人ひとりの思いや考えを尊重して治療にあたっています。

「予防」を見据えた診療で歯の健康を長く保つ

やまもと歯科医院

得意分野
補てつ、入れ歯、インプラント、歯周病、予防歯科、審美歯科

山本 晃生 院長

広島市安佐北区落合南
4-1-3 山本ビル2階
☎ **082-845-6480**

🕐 診療時間：9:00 ～ 12:30（金曜は 10:00 から）／
　　　　　　14:00 ～ 18:30（土曜は 17:00 まで）

休 休 診 日：木曜午後（第2・4・5木曜は全休）、日曜、祝日

🚗 駐 車 場：10台

HP H　　P：あり

スタッフ：歯科医師3人、歯科衛生士7人、歯科助手3人、受付2人

主な機器：高圧蒸気滅菌器、デジタルX線、レーザー、CT、超音波スケーラーなど

ハイライフ
高陽入口　落合東小学校
至 戸坂　　高陽中央通り
フィットネス ★
エディオン
高陽店

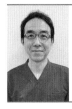

1963年広島市生まれ。1988年広島大学歯学部卒業。同大歯学部附属病院第一補綴科入局。1993年やまもと歯科医院開院。広島県歯科医師会医療管理部常任委員。スタディグループふくろうの会所属。

●予防を意識した治療で歯の健康維持をめざす

「いまの健康状態をキープするために、歯が痛くなってからではなく、美容院に行くように、口の中をきれいにしてもらうために歯科医院に行く、という気持ちで来ていただければ」。歯科医院とのつき合い方をこう提案する院長は、「患者さんが歯の健康を長く維持できるように力を尽くす」ことを理念とし、「予防」を意識した治療を行っている。

「自分自身が受けたい治療を提供したい」と、研修会やリモートの勉強会などに参加して研鑽を積む一方、スタッフ教育にも注力。毎週金曜に1時間の全体ミーティングを行い、全員が同じレベルで患者に説明できるよう、歯科医療に関する情報や知識を共有するほか、同院の理念や診療方針についても理解を深めるようにしている。

●個々の患者に適した治療で「噛む力」をサポート

　むし歯や歯周病の治療に際しては、治療法や用いる素材について複数の選択肢を提示。メリットやデメリット、治療期間や費用についても十分な説明を受けたうえで、治療方法を決めることができる。常に「痛くない、抜かない、削らない、よく噛めて長持ちする治療」を心がけ、痛みが患者のトラウマにならないよう細心の注意を払っている。

　歯を失った場合の治療法のうち、インプラントは特殊な技術が必要だが、院長は高いスキルと25年以上の経験を有し、日帰り手術で対応している。「インプラントは、全身が健康で、あごの骨が十分にあれば、70歳代でも80歳代でも可能です。当院で処置して25年以上経つ患者さんもいらっしゃいます」。入れ歯については「合わなくなっても年齢的に仕方ないとあきらめたり、使わず放置されている高齢の方を見受けます。そうなると食べ物がよく噛めないため、脳への刺激が少なくなったり低栄養になったりして、認知症にもなりやすいのです」と危惧する。「入れ歯をきちんと直してしっかり噛めるようにすることが、とても大切です」。口腔内の健康を保つためには、治療後も継続して、歯科衛生士による専門的なケアを受けることが重要。容易に取れない汚れだけでなく、歯茎より下の部分も含めた口腔内のクリーニングを数か月に1回のペースで受けることで、歯周病の予防につながる。

　同院では治療だけでなく、治療後のメンテナンスにも担当制を導入。歯科医師や歯科衛生士が担当患者の治療経過を追いつつ、患者自身で行う歯磨きや口の周りの筋トレなどについても、ライフスタイルに配慮した適切なアドバイスをしている。

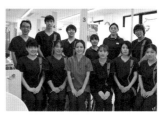

院長とスタッフの皆さん

百歳まで元気に過ごすために

歯について少しでも困ったことがあれば何でも、歯科医院にご相談ください。最良の治療を受けましょう。そして、ご自身の大切な歯の健康を守るために、歯周病の検査もきちんと受けて、治療や予防のための定期的なメンテナンスを受けることをお勧めします。

内視鏡の検査や診療に高い技術。内科疾患に幅広く対応

こどい内科クリニック

小土井 淳則　院長

🏠 広島市佐伯区八幡東 2-28-54

☎ 082-928-1112

🕐 診療時間：9:00 ～ 12:30 ／ 15:00 ～ 18:00
🈳 休 診 日：木·土曜午後、日曜、祝日
🚗 駐 車 場：10 台
🈺 H　　P：あり
👥 スタッフ：医師1人、看護師6人、受付3人
💉 主な機器：胃内視鏡検査、大腸内視鏡検査、腹部エコー、ピロリ菌関連検査、肺機能検査、胸部X線、心電図、各種血液検査（血糖値·HbA1cの測定など）、尿検査、骨密度測定、夜間終夜モニターなど

八幡東橋（東）
コープ五日市北
ゆめマート八幡
八幡川
西広島バイパス
木舟

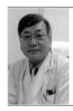

1959年福山市生まれ。1986年広島大学医学部卒業。加計町立病院現安芸太田病院）、広島赤十字·原爆病院、広島記念病院、広島三菱病院などの勤務を経て2006年同院開院。日本消化器病学会認定消化器病専門医。日本消化器内視鏡学会認定消化器内視鏡専門医。趣味の釣り歴は50年以上。モットーは問題即解決、日々是好日。

●消化器内視鏡の検査と診療に豊富な実績

　院長は消化器および消化器内視鏡の専門医として豊富な経験と高い技術をもつ。胃や腸の内視鏡検査はもとより、これまで多くの早期がんや前がん病変を発見し、日帰りの大腸ポリープ切除も多数手がけている。さらにクローン病や潰瘍性大腸炎など炎症性腸疾患の診療も行っており、2006 年の開院時から 2022 年までの内視鏡検査数は胃が 16000 件以上、大腸が 8700 件以上、ピロリ菌除菌も 4000 件以上を実施している。

　また生活習慣病の診療にも積極的に取り組んでおり、特に糖尿病に関しては、診断や治療の指標となる HbA1c の検査を院内で実施し、すぐに治療方針に反映させている。このほか、各種ワクチンや風邪などの一般内科疾患にも対応している。

　内視鏡検査は基本的に予約制で行うが、胃の検査は午前中だけでなく、昼食抜きで来院すれば午後受けることも可能。大腸は当日早朝に自宅で下剤を飲んで朝8時頃に来院し検査を行えば、9時半頃には検査終了も可能である。症状があり早期の検査を希望する場合は、予約外で当日検査をすることもできる。胃内視鏡検査が苦手な人には径が細い内視鏡の使用や、抗不安薬等の注射による鎮痛法も選択可。同院には検査機器が充実しており、1泊人間ドックでする検査はほとんど実施できる、という。

　一方、診療についてはあえて予約制にしていない。「消化器系の病気は急に体調が変化することも多く、慢性疾患で通院されている方でも急に具合が悪くなることもあります。そのときに予約制だと来院しにくいですし、特に高齢の方は遠慮されがち

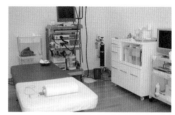

内視鏡検査室

です。具合が悪いときはいつでも来院してください。臨機応変に対応します。その代わり、来られたときがたまたま混んでいて長くお待たせすることもありますが、ご容赦ください」との考えからだ。

●根拠に基づく正確な診断。的確な治療で症状を改善

　院長の診療ポリシーは「適切な検査や所見を根拠として正確に診断し、治療に結びつける」こと。同院には、胃や腸の不調を訴えて来院する患者も多く、丁寧な問診を行って必要な検査を行い、症状に応じて総合病院への紹介も行っている。

　「今は2人に1人はがんになるといわれている状況です。内科的ながんは症状が出て見つかったときにはすでに命にかかわることもあります。自分だけは大丈夫と思わず、症状のあるなしにかかわらず定期的な検査をしてください」と注意喚起を促す。

百歳まで元気に過ごすために

人は何歳まで生きるかではなく、死ぬ直前まで健康的な生活ができているかが大切です。健康寿命を延ばすには、それに大きな影響を及ぼすがんと生活習慣病にきちんと備えることが大切です。検診をきちんと受けて、自分の身は自分で守る努力をしましょう。

チーム医療でサポート。幸齢社会における未来への架け橋

ナカムラ病院

得意分野

認知症（アルツハイマー型、血管症、レビー小体型ほか）

塚野 健 院長　**中村 友美** 理事長

🏠 広島市佐伯区坪井 3-818-1

☎ 082-923-8333

🕐 診療時間：9:00〜12:00

🈺 休 診 日：土・日曜、祝日

🚗 駐 車 場：約 40 台

🈺 H　　P：あり

👪 スタッフ：精神科医5人、内科医2人、整形外科医1人、歯科医1人

🏥 施　　設：ナカムラ病院（療養病棟 50 床、認知症治療病棟 210 床、重度認知症患者デイ・ケア定員 25 人）、介護老人保健施設まいえ入所（短期入所）96 床、介護医療院ひいろ 150 床、グループホームつぼい定員 9 人

💟 提携病院：五日市記念病院、JA 広島総合病院、西広島リハビリテーション病院、浜脇整形外科病院、廣島クリニック、加川整形外科病院、原田病院など

●認知症患者を総合的にフォローする体制を整える

　1978 年に高齢者専門病院「中村病院」を設立、1982 年には精神科病棟（認知症専門）を開設。1991 年に医療法人（社団）設立後にナカムラ病院に改称した。先代理事長である故中村英雄が未来の高齢社会を想定し、高齢者が安心して残りの人生を幸福に送れる「幸齢社会」の創造という高邁な理想を掲げて診療を開始。専門は高齢者の精神・身体疾患であり、患者の生涯を見据えて専門のスタッフが対応している。

　また、重度認知症患者のためのデイ・ケア施設や、創設者が同じ社会福祉法人の特別養護老人ホーム「陽光の家」や通所介護事業所等も至近に設置。認知症の患者に対しては専門医をはじめ、看護師・介護士・心理士・作業療法士・理学療法士・言語聴覚士・管理栄養士などが連携して、定期的なカンファレンスを行うなど、チーム医療体制を充実させている。

●最新の認知症治療と安心安全な環境づくり

認知症は現在では一部を除いて、進行を止めることや根本的治療はないとされるため、治療は認知症の進行を遅らせたり、生活の質を向上させることが重要となる。薬物療法は抗認知症薬（認知機能障害の進行を抑える）と向精神薬（抑うつや不安、怒りっぽいなどの行動や心理症状の軽減）がある。いずれも脳に作用する薬のため個人差がみられ、副作用や行動の変化に注意して慎重に処方する必要がある。

認知症は主に認知する機能に障害がでることから起こるが、せん妄など他の精神症状と酷似している場合があり、それを見極めるため、初診を重要視している。また、家族の話だけでなく、さまざまな問診で診療に正確を期している。

認知症患者を受け入れるにあたり、「まずご家族との信頼関係が大切で、ご家族側の受容と理解も重要であるということを皆さまに説明しています」と理事長。転倒防止にも、眠り SCAN などの最新設備を用いながら最大限配慮し、入院中に起こりうるリスクなど事前の説明を徹底したうえで入院を受け入れている。

療養生活は長くなるため、介護負担が徐々に増えることが一般的。患者家族の精神的負担にも気を配っている。たとえば支える家族が旅行や趣味などを遠慮なく行えるよう、一時的なレスパイト入院なども勧めている。

施設内には展示ギャラリーを設けており、入院入所患者の作品をはじめ、主に広島在住の画家や作家の作品を中心に展示している。また認知症をより理解するための取組みとして開設した、認知症カフェがある。各専門職の講話や外部講師・当事者による講演、リハビリ体操など、認知症の正しい知識や情報を伝え合う催しが目白押し。コロナ禍にあり感染予防対策のため、病院内

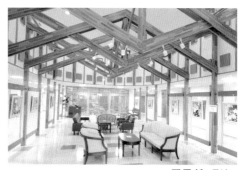
展示ギャラリー

の食堂での開催は見送っていたが、現在は地域包括支援センターの協力も得て、公民館への出張型として再スタートしている。

●患者本人だけでなく、家族全体の生活を支援

「認知症カフェは認知症や老化予防に関心のある方にどなたでも参加いただけます」と院長。講話だけでなく、病院スタッフ「ピアボーイズ」による認知症予防体操や演奏会などもあり、認知症の方やその家族、地域住民の方が気軽に集い、楽しいときを過ごしながら情報交換や医療介護、福祉などの専門家に相談できるのが特徴。

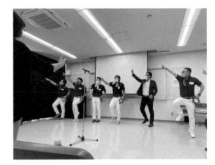
参加者全員で楽しく、認知症予防体操（認知症カフェにて）

またVRによって自分の視線の動きから認知機能の状態を評価する「認知機能セルフチェッカー」の体験も可能。「認知機能セルフチェッカー」検査は2023年6月より本格的に導入予定で、ゲーム感覚で認知機能を気軽にチェックでき、MCI（軽度認知障害）のリスク評価で早めの対策に繋げたいとのこと。

「物忘れ外来では認知症の早期発見、鑑別診断を行います。定期的に検査や診察を行い、認知症の治療や予防だけでなく、精神面、心理行動、生活機能、社会環境の観点から総合的に患者さんやご家族を支援します」と院長は話す。

認知症早期診断の重要性から「何度も同じことを言う」「直前にしたことを忘れる」「ガス、電気の消し忘れ」など気になる症状があれば受診を勧める。

「認知症の診断には日常生活の状況が重要なので、生活状況をよく知っているご家族が一緒に来ていただくことが望ましいです」

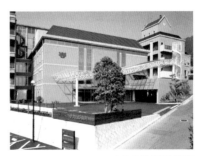
ナカムラ病院外観

塚野 健 院長
（つかの・けん）

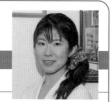

PROFILE

経　歴	1958年広島市生まれ。1987年広島大学医学部卒業。広島大学医学部付属病院、県立広島病院、国立療養所賀茂病院、厚生連吉田総合病院、広島大学医学部神経精神医学教室助手、加計町国民健康保険病院（精神科医長）、医療法人恵宣会竹原病院（院長）を経て、2010年より現職。	
実　績	患者数：868人（2022年1〜12月）	
資　格	日本精神神経学会認定精神科専門医	
趣　味	ゴルフ、読書、映画鑑賞	
モットー	患者と家族に寄り添う	

●院長からのメッセージ／百歳まで元気に過ごすために

　認知症や介護が必要な高齢者の方の介護から一時的に離れることも大切です。休息やリフレッシュするための介護する方のケア（レスパイトケア）としてショートステイで当院を利用することをお勧めしています。そうすることで家族にゆとりが生まれ、認知症の患者さんとの関係が良くなる事例を多々見てきています。認知症は恐れる病気ではありません。歳をとって出来ないことが増えても、安心して家族と生活できる、そういう社会をめざしていきましょう。

中村 友美 理事長
（なかむら・ともみ）

PROFILE

経　歴	東邦大学医学部卒業。2017より現職。	
趣　味	読書、演劇鑑賞	
モットー	周りを幸せにしたいなら、まずは自分自身を大切にしよう！	

●理事長からのメッセージ／最後まで自分らしく生きるために

　これまで地域の方の皆さんに支えていただいたからこそ、この病院はあります。だからこそ皆さんのセーフティネットとして、地元に根差した病院でありたいと思っています。また当院をまだご存じない方にも知ってもらい、安心してご利用いただくために"幸せな齢を重ねる"ということを願い、「認知症カフェ」などを通じて積極的に発信していきたいと思います。

患者・利用者・家族に寄り添う専門チームによる全面的なケア

西広島リハビリテーション病院

岡本 隆嗣 院長

🏠 広島市佐伯区三宅
6-265

☎ 082-921-3230

※当院は入院リハビリを中心に行っています。リハビリをご希
望の方は、まずは主治医(かかりつけ医)へご相談いただき、
事前のお申し込みが必要です。

※外来リハビリ受付:土曜9:00〜12:00(要予約)
(受付8:00〜11:30)

🚗 駐 車 場:約70台

♿ H 　　P:あり

👫 スタッフ:医師12人(リハビリテーション科6人、脳神経外科3人、整形外科2
人、内科1人)、看護師69人、理学療法士53人、作業療法士37人、言
語聴覚士19人、音楽療法士2人、管理栄養士7人、薬剤師4人、歯科
衛生士3人、医療相談員7人(2023年5月1日時点)

✒ 主な機器:上肢用ロボット型運動訓練装置、歩行支援ロボット、天井走行リフト、
磁気刺激装置、近赤外光で脳の活動を計測する装置など

●チーム医療で先進技術を駆使したリハビリに注力

　同院は、脳卒中や大腿骨の骨折などで治療を受けた回復期の患者を
対象にリハビリテーション医療を提供する、都市型のリハビリテーショ
ン専門病院として1986年に開院し、現在は3病棟139床を有する。
すべて回復期リハビリテーション病棟で、高密度な入院リハビリテー
ションを365日提供している。

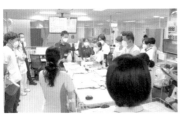

病棟でのカンファレンス

　リハビリテーション科や脳神経
外科、整形外科、内科など、さま
ざまな専門領域の医師を中心に、
看護師や介護福祉士、理学療法士、
作業療法士、言語聴覚士のほか、
歯科衛生士、音楽療法士、医療相

談員、管理栄養士などがチームを組み、「運動機能の向上」「日常生活動作の向上」「社会復帰」をめざして取り組んでいる。岡本院長は、「理想のリハビリテーションは、一人ひとりの患者さんを中心に全スタッフが取り組むチーム医療」と力を込める。

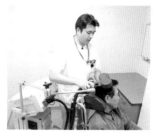
Neuro-15

　新しいリハビリ技術も積極的に取り入れている。「Neuro-15」は、大脳に磁気刺激を与えて大脳半球間のバランスを整え、その後に集中的な作業療法と自主トレーニングを行うことで、手指の麻痺（まひ）を改善する治療法である。上肢訓練や歩行訓練にはさまざまなロボットを活用する。また、音楽を使って機能回復や活動の向上・維持をめざす「神経学的音楽療法」も取り入れている。さらに、バリアフリー法に基づいて設計された角度の異なるスロープや階段のある庭園は、瀬戸内海を望み、四季折々の花を愛でることもでき、歩行訓練や家族の介助訓練にも一役買っている。

●個別の短時間通所リハビリ。マンツーマンでサポート

　介護保険制度を利用した短時間（1〜2時間）の通所リハビリテーションを、病院併設のフィットネスジムで展開している。まず、医師・リハビリスタッフ・ケアマネジャーらが利用者・家族とともにリハビリ会議を行い、一人ひとりにマッチした個別のリハビリメニューを組み立てる。歩行練習や上肢機能練習、言語練習といったリハビリを、理学療法士や作業療法士、言語聴覚士などの専門スタッフからマンツーマンで受けることができる。

　スタッフは担当制でスムーズな情報共有を行い、利用者の状況や意見を把握し、生活環境や日常の困りごとなどに則した質の高いリハビリを実施している。さらに、3か月に一度は医師が診察し、メニューの継続や変更をリハビリ会議で検討する。個別リハ、集団体操、自

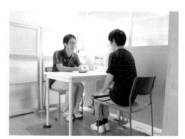
短時間通所リハビリでの言語練習

131

主トレーニングを組み合わせることで、短時間でも効果的なリハビリを提供している。

開催は毎週月、水、金曜の午前9時〜12時30分、毎週月曜の午後1時〜3時30分。佐伯区近辺に居住している人は、送迎の利用も可能だ。加えて、同伴する家族も一緒にトレーニングマシンを使ったり、体操やストレッチに参加したりすることも可能で、利用者のモチベーション向上や家族の体力づくりにつなげている。

そのほか、自宅でもできる運動をはじめ、日常生活を快適に送るためのちょっとした工夫や健康レシピなどを、「西リハ情報箱」と題してウェブサイトに掲載。動画でわかりやすく解説するなど情報発信にも力を注いでいる。

●訪問リハビリ。
住み慣れた家、地域で安心して生活できるよう支援

同院リハビリテーション病棟で研鑽を積んだ理学療法士、作業療法士、言語聴覚士が自宅を訪問し、介護保険で利用できる訪問リハビリテーションを提供する。力を入れているのは、まず退院された患者・家族のフォローアップである。退院直後には、夜間の排泄介助、敷居や段差での足の引っ掛かりなど、予想していなかった困難が発生する場合がある。退院直後から自宅での動作確認、介助指導、環境調整などを行って、日常生活へのスムーズな移行をサポートする。その後は「口から食べる」「自分の足で歩く」「寝たきり・閉じこもりにならない」ことをめざし、長期的な支援を行う。食事、トイレ、入浴、調理、洗濯、掃除、外出といった生活動作を安全に行うことができるよう指導する。失語症や嚥下障害の機能訓練を行ったり、昼食時間に合わせて訪問し、食べ方、食形態の指導を行ったりもする。また、身体機能や介護度が悪化した場合でも長く自宅や地域で生活できるよう、医療福祉制度や地域のサポートを活用する方法を案内している。

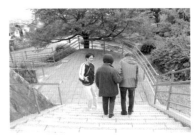

ご自宅周辺の道路での歩行練習

岡本 隆嗣 院長
（おかもと・たかつぐ）

PROFILE

経　歴　1975年広島市生まれ。2001年東京慈恵会医科大学医学部卒業。同大リハビリテーション医学講座入局。東京都立大塚病院、神奈川リハビリテーション病院、東京慈恵会医科大学附属第三病院を経て、2007年西広島リハビリテーション病院に着任。2011年より院長。2022年より東京慈恵会医科大学リハビリテーション医学講座 客員教授。医学博士。

資　格　日本リハビリテーション医学会認定リハビリテーション科専門医

●院長からのメッセージ／百歳まで元気に過ごすために

　いつまでも健康でいるために、私たちはリハビリの観点から「運動」「食事」「社会参加」の3つの要素が大切であると考えています。当院の「西リハ情報箱」には、家でもできる簡単な体操や食事のレシピ、健康管理に関する情報が満載です。また、介護保険で利用できる「通所リハビリ」や「訪問リハビリ」は、体を動かす機会、外に出て人と交わる良い機会になります。ぜひ興味が持てるものを見つけて、皆さんの健康管理に役立てていただければと思います。

「西リハ情報箱」では、患者・家族・地域住民向けにさまざまなリハビリの情報を紹介している

豊富な実績を重ねた網膜疾患治療のスペシャリスト

やまね眼科

山根 健 院長

🏠 広島市佐伯区旭園 4-27
☎ **082-923-1146**

🕐 診療時間：9:30〜12:30／15:00〜18:00
🈑 休 診 日：土曜午後、日曜、祝日 ※火・木曜の午後は手術
🚗 駐 車 場：26 台
🈔 H　　P：あり
👥 スタッフ：医師2人、看護師5人、視能訓練士4人
💉 主な機器：OCT、 マルチカラーレーザー光凝固装置、 PDTレーザー装置、
　　　　　　網膜・硝子体超音波白内障手術装置（コンステレーション）

地図：広電宮島線／五日市／南口／至 宮島／旭園／AOKI 五日市駅前店

●最新機器を導入した正確かつ迅速な診断

　広島大学病院、県立広島病院をはじめとする病院で20年以上にわた
り網膜疾患の治療を専門的に手がけてきた院長。開業にあたり、大学
病院と同等の先進的な医療機器を多数導入し、眼科一般治療から網膜
剥離や加齢黄斑変性症といった網膜疾患、白内障や硝子体の日帰り手
術、コンタクトレンズの処方まで、幅広い眼科診療を実践している。

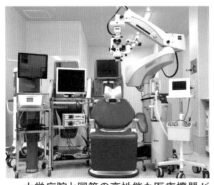

大学病院と同等の高性能な医療機器が
そろった手術室

　同院はJR五日市駅および
広電五日市駅南口から徒歩2
分という好立地にあり、患者
は小さな子どもから高齢者ま
でと年齢層は幅広い。症状の
傾向としては、ここ最近、子
どもの近視が進んでいるとい
う。高齢者では、やはり加齢
黄斑変性症などが増えてきて
いる。

●主な網膜疾患の症状と治療法

　加齢黄斑変性症の症状は、視野の中心部が歪んで見えたり、視野の一部が欠けて見えたりする。末期になると、視野の中心部にすっぽり穴が空いたようになり、実質的に視力を失う。片目だけ罹患（りかん）している場合は気づかないことがあり、知らないうちに進行している場合が多い。治療は抗VEGF薬の硝子体内注射で、初期は4週間ごとに3回が目安。その後は必要に応じて追加していく。

　白内障とは、目の中のレンズである水晶体が濁って見えにくくなる疾患。濁る原因は、他の病気や放射線、薬が影響することもあるが、最も多いのが老人性白内障である。誰にでも起こりうる老化現象で、ふつう濁りは急に進行することはないが、一度濁ってしまった水晶体は残念ながらもとには戻らない。

　しかし症状の軽いうちは、生活にそれほど問題はない。濁りが強くなってものが見えにくくなり、生活にも不自由を感じるようになれば、濁った水晶体を

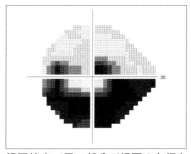

視野検査／黒い部分が視野の欠損を
起こしている

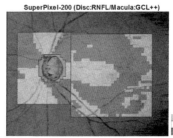

OCT／網膜の神経の層の厚みと視神経乳頭のくぼみがわかる画像検査。神経繊維の菲薄化部位（うすくなっている部位）を黄色や赤で表示

取り除く手術で視力を取り戻すことができる。「視界が全体的にかすむ」「視力が低下する」「光をまぶしく感じる」といった症状があれば、早めに受診を勧める。

　白内障と並びよく知られる目の病気として、加齢とともに増えてくる緑内障がある。緑内障は、進行するにつれて視野が徐々に欠けていく。白内障との違いは、水晶体を取り換えても、いったん傷ついた眼の神経や視野は回復しないため、これ以上悪くならないために早期の治療

と治療の継続が必要なこと。

　しかし私たちの脳には、視野が欠けても自動的にそれを補う仕組みがあるため、片方の目の視野が欠けていてもそれを補う。加えて、緑内障という病気は、ゆっくりと何十年もかかって進行していくため、急激な変化が表れにくい。そのため見えづらさを感じたときには、すでに病状は進行している場合が多い。早期発見・早期治療のために、眼圧や視野検査、眼の奥の視野の視神経などを観察する眼圧検査のほかに、眼の断層画像を撮影して観察する画像検査（OCT）など、さまざまな種類の検査を定期的に行って病気の状態を確かめる必要がある。

　治療法としては、薬物療法、レーザー手術、外科手術の3つ。一般的には薬物療法が中心で、目薬を使用して眼圧を下げる。緑内障は自覚症状が乏しく、ゆっくりと悪くなっていく病気なので、点眼治療を続けても薬が効いているという実感がほとんどないのが特徴。そのため、決められた点眼方法を守らなかったり、点眼を途中で止めてしまったりする人が多い。決められた通りに治療を行わないと、日常生活に大きく支障がでるほど視野が欠けることもあるため、大切なのは正しい治療を継続し、緑内障と上手につきあっていくことだ。

●網膜疾患の原因と予防方法について

　網膜症疾患の原因は、遺伝や生活習慣、加齢などである。とくに糖尿病網膜症はその名の通り、糖尿病の合併症。糖尿病になると、若い人でも白内障が進行しやすくなる傾向があるので、普段から健康的な食生活や適度な運動を心がけることが大切になる。

　見えにくいのは老眼のせいだと思いこんでいたために、疾患が進行した状態で来院する例も多い。そのため、院長は定期健診の大切さを強調する。検査は短時間で終わり、痛みもない。何の疾患にしても、早期発見・早期治療が重要である。

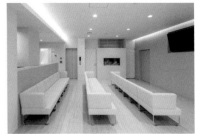

**椅子の間隔を広くとった待合室。
キッズスペースや熱帯魚の水槽も設置**

山根 健 院長
（やまね・けん）

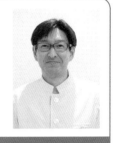

PROFILE

経　歴	1971年生まれ。95年関西医科大学卒業。広島大学医学部付属病院に研修医として入職。県立広島病院、中電病院、北九州総合病院、広島大学医学部附属病院などに勤務後、2004年に広島大学病院に助手として入職。07年同院診療講師、11年同院講師を経て、17年11月より現職。
実　績	白内障手術810件、硝子体手術267件、その他（翼状片手術など）38件、抗VEGF薬注射884件（いずれも2022年1～12月）
資　格	日本眼科学会認定眼科専門医
趣　味	スポーツ観戦、ペットの飼育

●院長の横顔

　両親はともに歯科医師で、幼少時より2人が患者さんから感謝されている姿を見て育ち、自然と「医療関係の仕事をしたい」と思うようになった。眼科医をめざしたのは、眼球は体の中で血管が直接見える唯一の器官で、その神秘的な美しさに感動したから。また眼科医でしかできない診断や治療があるところにも魅力を感じた。「目は外の世界のたくさんの情報が入ってくるところ。目のスペシャリストとして、多くの人を幸せにしたいです」

●院長からのメッセージ／百歳まで元気に過ごすために

　画像データなども活用してできるだけわかりやすく説明し、病状を理解してもらったうえで治療を進めます。網膜の病気は、悪化すると失明につながることもあるので、早期に発見し適切な治療をすることが重要。目のことで何か気になることがあれば、なんでも気軽にご相談ください。

頼れるかかりつけ医として地域医療に貢献

たにクリニック

得意分野
消化器内科、内科、在宅医療

谷 充理 院長

広島市安芸区船越南 2-1-11

☎ **082-823-2220**

🕐 診療時間：9:00〜13:00／15:00〜18:30
　　　　　　※火曜午後は16:00〜18:30

🛏 休 診 日：木・土曜午後、日曜、祝日

🚗 駐 車 場：9台

🅿 H　　P：あり

👥 スタッフ：医師1人、看護師5人、看護助手1人、医療事務3人

💉 主な機器：上部消化管内視鏡、超音波診断装置（腹部エコー）など

山陽本線　　至 海田市→

安芸区民文化センター

164

安芸区役所

安芸区役所(西)

1975年広島市安芸区生まれ。2001年大阪医科大学医学部卒業。広島大学第一内科入局後、松江赤十字病院消化器内科に勤務。2006年たにクリニック院長就任。専門は消化器内科。日本消化器内視鏡学会認定消化器内視鏡専門医、日本消化器病学会認定消化器病専門医。

●かかりつけ医として、地域住民の健康維持に力を入れる

　祖父の代から続く同院を引き継いだ院長は、家族ぐるみでかかることのできる頼れるかかりつけ医として、外来のほか訪問診療も行い、地域医療に貢献している。

　また消化器内視鏡の専門医として、上部消化管の苦痛の少ない内視鏡検査や腹部エコーにも力を入れ、院長就任後からの15年間でそれぞれ2500件、2000件を実施（2006〜2021年）。がんをはじめ、さまざまな病変を「早期に見つけ、早期の治療につないでいくこと」をめざし、必要に応じて総合病院への紹介も行っている。糖尿病や高血圧、脂質異常症など全身への目配りが必要な慢性疾患にも対応している。

　患者の年齢層は幅広いが、70歳代以上の患者には「最期まで元気に自分のことができるように、体の機能を維持して健康寿命を延ばせる

ようにお手伝いしたい」との思いで、診療に臨んでいる。問診では、きちんと食事できているか、体重は落ちていないか、カロリーはとれているか、誰が食事を作るのかなどもチェックし、「したいことを自分でできるようにするには、体に筋肉があること、それを使えることが大切」と、栄養バランスの取れた食事の大切さを説明している。

転倒による骨折を防ぐため、多様な動きが含まれているラジオ体操も勧める。転びそうになったとき、体がいろいろな動きを覚えていれば、大事に至らずに済む。「若い人はメタボにならないように、70歳代からはロコモ（足腰の動きが衰えた状態）にならないようにすることが大切」という。脳梗塞などで麻痺が残った患者には、再発予防やリハビリ指導で、日常生活動作が維持できるようにサポートしている。

さまざまな病気を抱える高齢患者は、内服薬にも注意を払う。薬が増えると飲み忘れも増えるため、服用の確認をすることも重要となる。服用できていなければ対策を考えるが、「言いづらい雰囲気だと、患者さんは教えてくれません」。スタッフも協力して患者が話しやすい雰囲気作りに努めている。

●患者が穏やかに過ごせるよう訪問医療でサポート

在宅療養支援診療所となっている同院は、安芸区船越、安芸郡海田町などへの在宅医療を提供している。院長は木・土曜は午後を、月・火・水・金曜は昼休みを訪問診療に充てている。

総合病院を退院後、自宅での療養を望む患者には、訪問診療も行う。「がん患者さんは家に帰ってよかったと思えるように、苦痛なく過ごさせてあげたい」と話す院長は、基幹病院とも密に連携。在宅で痛みのコントロールが難しい場合は、緩和ケア病棟と連携ができる態勢を整えている。患者本人や家族が望めば、自宅での看取りも行う。

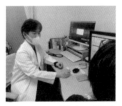

診察の様子

| 百歳まで元気に過ごすために | きちんと食事を摂って適度な運動をし、なるべく自分のことは自分でできるようにしましょう。在宅で治療を受けられる場合、患者さんご自身の治すという「意志」が必要です。治療は医師と患者さんとの共同作業です。 |

白内障手術に豊富な経験。患者の立場に立った診療を実施

アイビー眼科

得意分野
眼科一般、白内障手術

田中 民江 院長

🏠 廿日市市宮内 4311-5
☎ 0829-37-3030

🕐 診療時間：9:00 ～ 12:30 ／ 15:00 ～ 18:00
　　　　　　（土曜は 9:00 ～13:00、月・金曜の午後は手術）
🚻 休 診 日：水・日曜、祝日
🚗 駐 車 場：15 台
HP H　　　P：あり
👥 スタッフ：医師 1 人、看護師 5 人（うち 1 人は非常勤）
　　　　　　視能訓練士 2 人（うち1人は非常勤）
💉 主な機器：広角眼底カメラ、3 次元眼底像撮影装置など

（地図）
薬局● ●ハローズ宮内店
★
ダイソー廿日市● ●宮内店　至 廿日市 IC
広島岩国道路

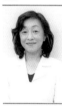

1966年広島市生まれ。1992年香川大学医学部卒業。広島大学眼科、広島赤十字・原爆病院、安佐市民病院などを経て、2005年開院。"つた"のように地域に根ざして成長するという意味を込め、アイビー眼科と名づけた。日本眼科学会認定眼科専門医。趣味はジャズボーカル、料理、ガーデニング。

●患者や家族から信頼される、何でも相談できるクリニック

　同院のモットーは「患者さんが何でも相談でき、安心して受診できるクリニック」であること。眼科専門医の院長は、高齢者に多い白内障や緑内障から小児の斜視や弱視まで、幅広い眼科疾患に対応。「患者の立場に立って考える」診療姿勢やスタッフの接遇で、患者やその家族から大きな信頼を得ている。

　日帰り白内障手術を多く手がけ、2021 年から 2022 年は約 450 件実施。同院で対応が難しいと判断した手術や進行した疾患は、JA 広島総合病院など連携病院に紹介している。

●高齢患者には早めの白内障手術で快適な生活を

白内障に関しては「日常生活に不便がなければすぐに手術せず、少し待ってもよい場合がある」と話し、患者と十分な意思疎通を図っている。ただ、「生活に不便を感じていなくても高齢の方は5年後を考えると体力がなくなったり、認知機能が低下している可能性も

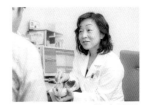

診療風景

あるので、ご自分で判断できるうちに早めに手術を受けて、よく見える快適な生活を送られた方がいいのでは、と思うこともしばしばあります」

白内障の手術は点眼による局所麻酔で行うため、認知症などでじっとしていられない患者の場合、手術は困難となる。「重い認知症や障害のある患者さんで、どうしても手術が必要な場合は、全身麻酔時の管理が可能な総合病院に紹介しています」と話す。

●緑内障患者には治療継続の必要性を啓発

緑内障の患者には、進行を抑制するため、点眼によって眼圧を下げる治療を行っている。院長は点眼薬について「最初は身体に副作用がなく、1日1回の点眼で済むものを出しています」という。ただ、まつ毛が伸びたり目の周りが黒ずんだり、喘息や心疾患のある人には使用不可の薬剤もあるため、患者の状態をしっかり把握して、適切な薬剤を処方している。効果が得られない場合は、薬の種類を変えたり増やしたりするが、患者の負担を考慮し総合病院に紹介して手術で眼圧を下げたうえで、薬の本数を減らす場合もある、という。

「点眼薬は一生続ける必要があり、やめると眼圧が上がります」。患者の中には治療継続の必要性を知らず、眼圧が下がると受診をやめる人もいるという。院長は大きな文字で読みやすいパンフレットを渡すなどして、疾患の啓発に努めている。

百歳まで元気に過ごすために　ネットを検索して不安が募り、病院に行くことも怖くなり治療の時機を逃してしまう方もおられます。まずは勇気を出して、受診してみましょう。病気も早く見つかるほど、予後が良いものです。

多岐にわたる診療科と充実したリハビリで地域貢献

大野浦病院

24時間生活リハビリと食事・口腔ケアが高評価

曽根 喬 院長

🏠 廿日市市丸石2-3-35
☎ **0829-54-2426**

🕐 診療時間：9:00～12:00／13:30～17:00
🈲 休 診 日：土・日曜、祝日
🚗 駐 車 場：30台
🅿️ H　　P：あり
👥 スタッフ：医師12人（常勤3人、非常勤9人）
🏥 施　　設：回復期リハビリ病棟34床、医療療養型病棟86床、サービス付高齢者向け住宅、グループホームなど
🤝 提携病院：JA広島総合病院、広島西医療センター、岩国医療センターなど

至 大竹　山陽本線　至 大野浦
②
★ 薬局 丸石
大野西市民センター・公民館

●高品質の医療サービスを幅広く提供

　同院は、高齢化が進む地域のために1994年に開設され、広島県下初の療養型病床群としてスタートした。現在は、内科・神経科・リハビリテーション（以下、リハビリ）科・整形外科の診療を行うほか、もの忘れ外来、睡眠外来、飲み込み外来、禁煙外来、小児（言語療法・理学療法）外来を開設。入院病棟は、脳血管障害や骨折などの患者に集中的にリハビリを行う回復期リハビリ病棟と、急性期[1]治療後の患者に継続治療とリハビリから看取りまで行う医療療養型病棟を設置している。

　外来診療、入院機能に加え、訪問診療、訪問看護、訪問リハビリ、通所リハビリまで幅広く実施し、「地域一番」をめざした高品質の医療サービスの提供に努めている。

入院当日からチームケアでサポート

[1]　急性期：病気・けがを発症後、14日以内（目安）

142

● 24 時間「生活リハビリ」を実施

現在、超高齢社会を迎え、医療技術の高度・細分化が進み、医療サービス体制は、1つの病院で治療を行う「病院完結型」から、患者の住む地域全体で行う「地域完結型」へと変わってきている。

急性期病院での入院期間が短縮化される中、急性期の治療後も引き続き医療が必要な患者は少なくない。同院は、近隣の急性期病院と緊密な連携をとり、急性期治療を終えた患者を受け入れ、回復期リハビリ病棟、医療療養型病棟への入院、外来（在宅）診療、介護保険サービスなどをトータルでサポートし、多職種から成るチームで患者の在宅復帰を支えている。

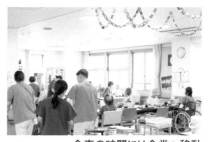
食事の時間には食堂へ移動

回復期リハビリ病棟の入院患者の平均年齢は約85歳で、全国平均の80歳に比べて高齢にもかかわらず、在院日数は全国平均より短期で、自宅復帰率は全国平均よりも高い。例えば腰椎圧迫骨折の自立改善率は、屋内自立90.9％と、非常に高率で、自立改善ができている。それを支えている一つが、リハビリスタッフ（理学療法士・作業療法士・言語聴覚士）の充実である。同院に配置されているスタッフの病床当たりの人数は、全国平均の1.5～2倍。回復期リハビリ病棟では、これらのスタッフが、医師や看護師などと連携し、本人や家族と十分に話し合いのうえ、到達目標を設定して、一人ひとりに合ったリハビリを、体調や状態なども考慮しながら集中的に行う。

医療療養型病棟でも、基本的にすべての患者にリハビリを提供している。医師の指示に基づいて実施するリハビリだけでなく、1日の生活時間すべてに対して看護師をはじめ院内のさまざまな専門職が連携して患者の生活を支えている。在宅で「暮

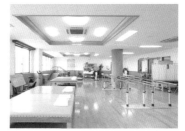
リハビリ室

らす」ことを目標に、トイレや着替えなどの日常生活動作のすべてをリハビリと捉え、多職種で自立した生活を支援する「生活リハビリ」を実践している。その結果、在宅復帰率80％以上、自宅復帰率60％以上を達成している。

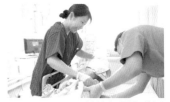

快適な環境づくり

●食への取り組みが地域で高評価

同院の特徴の一つとして、早くから「食事ケアでは広島県西部でナンバー1（一番改善できる病院）になろう」と取り組んできたことが挙げられる。高齢でほとんど寝ている患者は、肺炎を繰り返すことが

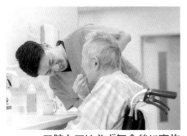

口腔ケアは必ず毎食後に実施

多い。肺炎を予防し、口の機能を維持・向上するためには、口の中を清潔に保つ口腔ケアが重要である。同院では、リハビリの中でも「食べること」で特徴を出すため、言語聴覚士（ST）をいち早く導入し、また、患者によりおいしく、喜んで食べてもらえるようにと、食べる訓練から食べる内容（形状）、栄養価に至るまで多職種と連携し医師が指示を出し、時には季節の行事食や広島カープにちなんだカープご飯などを提供。患者のQOL（生活の質）向上のために「ポジショニングや口腔ケア技術の向上・多職種による口腔ケアを含む食支援の徹底・栄養状態の改善」に取り組んできた結果、医療療養型病棟の患者の肺炎新規発生率は約3％と低く、同院のこうした「食」への取り組みは周辺地域で高く評価されている。

2023年4月、同院にリハビリ専門医が新たに入職した。リハビリの質が一段と向上し、これまで以上に手厚くリハビリをサポートできるようになった。

（※数字は2021年度実績）

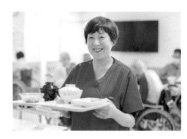

おいしい食事を提供

曽根 喬 院長
（そね・たかし）

PROFILE

経 歴	1946年呉市出身。1971年広島大学医学部医学科卒業。広島大学病院、賀茂精神医療センター、竹原病院（院長）などを経て、1994年より現職。専門領域は一般内科、心療内科、リハビリテーション科。認知症・うつに精通。
資 格	日本精神神経学会認定精神科専門医
趣 味	若い頃はスポーツ全般。現在はボウリング、ゴルフ、囲碁、将棋、麻雀など
モットー	利用者が主役です。私たちが代打には立てませんが、全力でサポートさせていただきます。

●院長からのメッセージ／百歳まで元気に過ごすために

　多職種が連携して、その人らしく過ごせるようにお手伝いします。われわれスタッフは、皆さま一人ひとりを大切にしていると感じていただけるように取り組んでいます。すぐにはお役に立てないこともありますが、何でも話してください。

坂本 葵 医師
（さかもと・あおい）

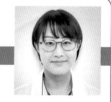

PROFILE

経 歴	廿日市市生まれ。広島大学医学部医学科卒業。広島大学病院、呉医療センターを経て、2023年1月より現職。専門領域は、一般内科。
趣 味	編み物、低山登山
モットー	「雨が降ったら傘をさす」

●医師からのメッセージ／百歳まで元気に過ごすために

　入院生活の中でも、その人らしく、楽しみを持って暮らしていただきたい。患者さんとご家族の思いをくみ取りながら、病気だけでなく生活全体に目を向け、残っている能力を生かせるようにサポートしていきたいと心がけています。

消化器疾患を中心に、腹部超音波検査に定評あり

小山田内科医院

腹部超音波検査（エコー）、
上部消化管内視鏡検査

小山田 健 院長

🏠 安芸郡府中町鹿籠
2-13-6

☎ 082-281-0807

🕐 診療時間：8:30～12:30／15:00～18:00
🛏 休 診 日：木・土曜午後、日曜、祝日
🚗 駐 車 場：18台
📠 Ｈ　Ｐ：なし
👪 スタッフ：医師2人
💉 主な機器：腹部超音波検査装置、心電図

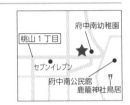

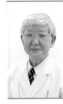

1949年安芸郡府中町出身。1974年広島大学医学部卒業。広島大学病院、JA尾道総合病院、広島三菱病院を経て、1989年小山田内科医院を開業。

●問診を大切に。腹部超音波検査の豊富な経験

　小山田内科は安芸郡府中町の「かかりつけ医」として内科全般を診療。専門は消化器や循環器で、これまで延べ3万件あまりの腹部超音波検査（エコー：1989～2022年）を行い、腹部症状を訴える患者を数多く診察してきた。エコー検査は肝胆膵や消化管疾患に限らず、腎臓や膀胱、大動脈など他領域の疾患にも役立っている。「胃の状態が悪いと訴える患者でも、胃が原因でないこともしばしば。十分な問診の後、触診などの基本的な診察の後に、腹部超音波検査を行うことが基本。エコー検査は痛みもなく、体への負担も少ないため、繰り返し検査することもできるので安心して受けてほしい」と院長。

　近年増加傾向にあり、がん死因の4位に数えられる膵臓がんは転移が生じやすく、症状発見時にはすでに進行がんで、手術が困難なこと

も多い。「エコーではのう胞や膵管拡張などの異常が意外に多く見つかっている」と、院長は膵臓がん発生の高リスクの所見をエコー検査で見つけ出すよう心がけている。膵臓がんの危険因子は慢性膵炎のほかにも糖尿病やタバコ、多量飲酒などがあり、生活習慣などの指導、治療も継続している。

2023年5月から日本内科学会認定総合内科専門医で日本消化器内視鏡学会認定消化器内視鏡専門医である長女が勤務し、2人の医師によるダブルチェックで検査精度を担保する。検査で異常が見つかれば、精密検査は専門医を紹介し、定期的な処置を受けてもらうことになる。

●総合病院や専門医との連携を強化

患者は高血圧症や脂質異常症、糖尿病などの慢性疾患を抱える人が多い。「病気を治すには、患者さん自身に病気のことを理解してもらうことが基本だが、本人だけでなく家族の協力が不可欠です。高齢の患者さんの中には自身が理解できていないケースもあるので、ご家族にも病気のことを十分に説明しながらの治療が成功のカギを握っているといえます」

院長は幅広く病気を見つけだそうと心がけているが、その一方で医師としての守備範囲を守っている。「『かかりつけ医』として病気の治療だけでなく、日頃の体調管理のアドバイスを行い、必要なときには専門医に紹介します。地域の介護や福祉サービスとも連携をとるなど『窓口』としての役割を果たしたい」。それぞれの疾患に合わせて適切に対応するなど、誠意をもって、患者を包括的かつ継続的に支えている。

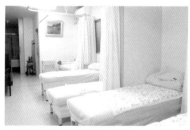

点滴等の治療を行う処置室（ベット数6）

当院ではまずご自身の病気を理解していただけるように努めています。「まだ症状が出ていないから」「まだ我慢できるから」では手遅れになる恐れもあります。検査の結果で安心できることもありますので、受診を恐れずに、まずは来院してください。

的確な診療で視機能維持、ロービジョンケアにも尽力

しらね眼科

力を入れている疾患

緑内障、網膜疾患、こどもの目の病気、ロービジョンケアなど

白根 雅子 院長

🏠 安芸郡府中町鶴江
1-25-20 2F

☎ **082-581-3383**

🕐 診療時間：9:00～12:30／14:30～17:30
　　　　　　土曜は9:00～14:00　※完全予約制

🛌 休 診 日：木・日曜、祝日

🚗 駐 車 場：24台

🅿 H　　P：あり

👪 スタッフ：医師1人、看護師・視能訓練士・受付・医療事務（11～12人）

💉 主な検査：眼底検査、眼圧検査、視野検査、斜視検査など

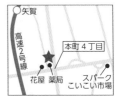

●眼底検査でさまざまな疾患を早期発見

　緑内障や網膜疾患（もうまくしっかん）などの診療に精通する院長は「患者さんのかけがえのない目を、生涯にわたって大切に守っていく」ことを使命とし、こどもの目の病気から加齢に伴う眼疾患まで幅広く対応。的確な診断と治療により、患者の視機能維持に尽力している。

　直近の全国調査によると、視覚障害（身体障害者福祉法に則る）は高齢者に多く、その原因疾患は①緑内障（29%）、②網膜色素変性（14%）、③糖尿病網膜症（13%）、④黄斑変性（おうはんへんせい）（8%）となっている。「原因疾患のうち②は遺伝子の異常によるものですが、①③④は眼科的な介入をすれば視力低下を抑制することができます」と話す院長は、眼科での検査や治療の重要性を説く。「視覚障害に至ると、日常生活が不自由になります。目の有病率は60歳を境に増えていき、これから約30年は高齢人口の増加と相まって高止まりするといわれています。大半の病気の初期には症状がありませんが、眼底検査をすれば異常の有無がわかり、さまざまな疾患の早期発見につながります」。院長は目の状態から他の心身の疾患も見逃さず、適切な治療ができる専門医への紹介も行っている。

●通院継続を促す工夫が、適切な治療の一助に

緑内障は眼圧等の影響により視神経に異常が起こり、視野が少しずつ欠けていく疾患。日本人は眼圧が正常でも緑内障になるケースが多い。治ることはないが、「適切な治療で眼圧を下げ、進行を遅らせることで生涯、視機能を保つことができます」。だが緑内障の初期は自覚症状がなく、ある程度進行するまでは視力も落ちないため、治療のための継続的な通院につながりにくい。

通院の動機づけが必要と考える院長は、「眼底検査の画像や小冊子を使って疾患について丁寧に説明したり、その方の目標とする眼圧の数値を伝えたりして、継続的な通院の必要性を理解してもらうようにしています」

治療の基本は点眼薬で眼圧を下げること。点眼薬には多くの種類があるが、患者の全身状態やアレルギーの有無、ライフスタイルなどを考慮して、患者に合う薬剤を選択している。高齢になると点眼を継続することが難しくなるため、できるだけ1日1回で済むものを処方する。点眼薬で進行が防げない場合はレーザー治療を試みる。それでも効果がみられない場合は手術を検討、大学や基幹病院へ紹介する。このほか、糖尿病網膜症にはレーザー照射を行い、黄斑変性には硝子体内に薬剤を注射することなどで、視力低下の進行を抑え、生活習慣の改善を促す指導も行っている。

「人生100年時代を迎えている今、80歳代90歳代になって目の組織に余力がなくなると、病気は早く進行し見えにくくなってしまいます。ですから、若いうちから病気をできるだけ進ませないようにすることが大切です。また何歳になっていても、定期的に検査を受けて、気づいたときに治療を始めることが大切です」

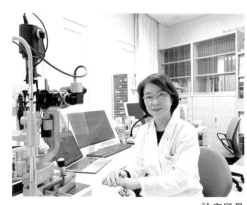

診療風景

149

●視覚に障害を受けた患者に、
　さまざまなサポートを実践

　同院はロービジョンケア*にも取り組み、視覚に障害を受け、日常生活が不自由になっている患者に、必要な支援やサービス提供の橋渡しを行っている。スタッフも全員が対応可能で、視覚補助具の紹介や選定、歩行訓練やパソコンの使用訓練のための施設の紹介などをする。

　院長は障害年金や障害者手帳の申請、各種福祉制度の利用のための診断書の作成も積極的に行っている。これには、介護保険法や障害者総合支援法など種々の法律や、運用の仕組みを理解する必要があるが、「患者さんが不自由なく社会的生活を送れるよう、支援していきたいと思っています。特に高齢の患者さんやご家族は、歳だからとあきらめている方が多いのですが、孤立することなく前向きになって困難を克服できるよう、同じ悩みを持つ人たちを紹介したりもしています」

＊視覚に障害があるため、日常生活に何らかの支障をきたしている人に対して医療的・教育的・職業的・社会的・福祉的・心理的などさまざまな面から行われる支援の総称

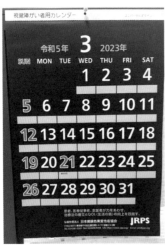

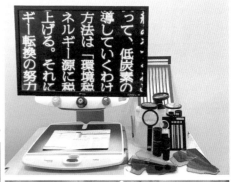

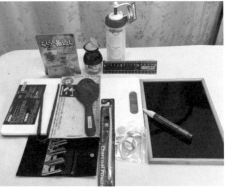

院内にある視覚補助用品など

白根 雅子 院長
（しらね・まさこ）

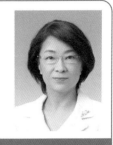

PROFILE

経　歴	広島市生まれ。1983年広島大学医学部を卒業と同時に眼科学教室入局。1985年カナダのトロント大学・眼科学教室に留学し、Toronto General Hospitalにてクリニカルフェロー。1987年JR広島鉄道病院眼科部長。1993年10月医療法人しらね眼科理事長就任。
実　績	外来患者数1,300〜1,500人／月、うち緑内障480〜590人／月（2022年1〜12月）
資　格	日本眼科学会認定眼科専門医
趣　味	自然探索、写真、絵画
モットー	一期一会

●院長の横顔

　多感な中学・高校時代に「一度の人生を豊かに生きるには健康であることが最も重要」という人生感を育んだ。そして、それに最も貢献できるのは医師という職業ではないかと思い、医学の道へ。また子ども時代から絵画や写真が好きで、「見える」ということの不思議に魅了され、美しい風景を美しいと感じるそのメカニズムを解明したいと思い、迷うことなく眼科を選択した。

　2012年から日本眼科医会という全国組織の役員として仕事をしており、その中で、日本における広島という地域の立ち位置や、地方であればこそ国の医療体制に貢献できることが見え、患者に大局的な視点からさまざまな助言や提案をすることができるようになったと思っている。

●院長からのメッセージ／百歳まで元気に過ごすために

　疾患はさまざまな原因により発生し、いろいろな生活環境のもとで進行していきます。　病気の進行を予防して、人生100年時代を健康で幸せに生きるために、眼科的治療と共に生活習慣の見直しや全身の健康増進をアドバイスいたします。一緒に病気と向き合って、豊かな人生を歩んで参りましょう。

患者一人ひとりの思いやライフスタイルにあった治療を提供

井之川眼科医院

得意分野
角結膜疾患、白内障、緑内障、
アレルギー疾患、ドライアイ

井之川 宗右 　副院長

🏠 呉市西中央 1-3-9
　呉信愛ビル 4F
☎ 0823-22-0121

🕐 診療時間：9:00 ～ 12:00 ／ 14:00 ～ 18:00
　　　　　　　（火曜、木曜午後は手術、土曜は17：00まで）
🈳 休 診 日：木曜午前、日曜、祝日
🚗 駐 車 場：呉駅西駐車場を利用ください※サービス券発行
🅿 H 　 　P：あり
👥 スタッフ：医師２人、看護師５人、視能訓練士１人、
　　　　　　　受付事務３人、看護助手１人
💉 主な機器：手術顕微鏡

西中央1丁目
㉛
新栄橋東詰
JA呉
★
← 至 広島　呉線　JR呉

1999年杏林大学医学部卒業。杏林大学眼科学教室から2005年に東京歯科大学市川総合病院へ角膜移植の研究のため国内留学。2007年より杏林大学へ帰室し、角膜専門外来チーフ、医局長を歴任。2013年に広島大学眼科へ移籍し、病院診療講師としてドライアイ外来チーフに就任。2019年より現職。

●白内障や翼状片、眼瞼下垂など、日帰り手術に対応

　1955 年の開院から長い歴史を積み重ねてきた井之川眼科医院。2019年の移転リニューアルを機に副院長に就任した井之川宗右先生は２代目院長の井之川廣江先生をサポートしながら日帰り手術にも注力。移転を機に手術室を設け、角膜疾患に関しては大学病院レベルの診断を実現したいという思いから新しい機器も導入した。
　白内障、翼状片（よくじょうへん）、眼瞼下垂（がんけんかすい）、眼瞼内反症（がんけんないはんしょう）、結膜弛緩症（けつまくしかんしょう）などの日帰り手術に対応。とくに白内障は８～９割が高齢者。患者に安心して手術を受けてもらえるよう、スペースを広めに取ったり、設備の拡充にも力を入れている。どうしても入院が必要な場合は近くにある済生会呉病院で副院長が執刀する。角膜移植や緑内障、網膜剥離（もうまくはくり）など専門性を要する手術は、そ

れぞれの分野で高い技術をもつ開業医に依頼することもある。

●一人ひとりに合わせたオーダーメイドの治療

　ただ疾患と向き合うのではなく、患者の年齢や家族構成を知ることも重要だと副院長は話す。高齢社会の到来の中で年齢が増すにつれ、白内障人口も増加。白内障手術は、昔は「見えるようになれば良い」とされる開眼手術だったが、今は「どう見えるようにしたいか」を選択する手術に変化している。視機能の改善はもちろん、健康感や社会生活機能などの生活の質（QOL）が良くなることがわかっている。「これなら早く手術をすればよかった」と後悔しないよう、常に患者に寄り添い、病気との付き合い方を話し合いながら専門的な検査や治療を提供している。

　副院長は「診療で大切にしているのは、精度の高い診断をするためにしっかり検査することと、患者さんの症状から原因を探るためにじっくり話しを聞くことです」と話す。患者一人ひとりに合ったオーダーメイドの治療がモットー。同じ症状でも患者の社会背景や家庭環境によって必要な治療などが違うので、その方に合ったものを適切に提案することが重要と考える。同院では患者と時間をかけて話をし、適した治療法を探し、治療計画を立てていく。自宅で目薬を忘れずに使うこと、定期的な通院を患者にも協力してもらうため、診療は完全予約制を取っている。

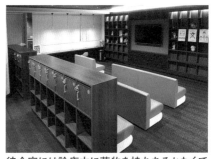

待合室には診療中に荷物を持ちあるかなくて
済むよう鍵付きのロッカーを設置

百歳まで元気に過ごすために　白内障は視力に影響が出てきたり、まぶしい・二重に見えるなどの症状が現れてきた場合には手術が必要になります。我慢しないで、異変を感じたらしっかりと検査を受けましょう。ほかの病気が見つかるかもしれません。早期の対応も、短時間での手術も可能です。局所麻酔を使うので、痛みの心配はありません。怖がらずにまずは気軽に受診を。

地域に根ざし、認知症を中心とした精神科医療をリード

ふたば病院

髙見 浩　院長

🏠 呉市広白石 4-7-22
☎ **0823-70-0555**

🕐 診療時間：9:00～12:00／13:00～17:00
　　　　　　※完全予約制
🈺 休 診 日：土・日曜、祝日
🚗 駐 車 場：約60台
🅿 H　　P：あり
👥 スタッフ：精神科医10人・内科医4人・皮膚科医1人（うち非常勤9人）など
💉 主な機器：血液検査、X線検査、64列CT検査、心電図検査、超音波検査、心理検査など

●複数の相談・診療窓口で、認知症の早期発見に寄与

　同院では、院長はじめ非常勤を含む10人の精神科専門医が、認知症疾患を中心に統合失調症、うつ病、躁うつ病、ストレス疾患などの診療に尽力。内科医や皮膚科医も在籍し、併存する身体疾患にも対応している。

　186床の入院病棟は4つに区分し、急性期の対応、その後の療養、認知症の病態に応じた医療の提供などに取り組んでいる。医師のほか、看護師、薬剤師、作業療法士、管理栄養士、臨床心理士、精神保健福祉士などの多職種がチームとなり、個々の患者に合う適切な治療プログラムを提供している。

　同院は「広島県認知症疾患医療センター」に指定され、呉市、江田島市の認知症の相談や鑑別診断、初期対応、地域の医療・福祉関係者との連携、情報発信などにも注力している。

　また地域に積極的に入り込み、認知症の早期発見、早期対応をめざす専門職の「呉市認知症初期集中支援チーム」を院内に設置。地域包括支援センターなどと連携し、医療や介護のサービスを受けていない

認知症の疑いのある人を訪問して、医療支援はもとより介護や生活環境の改善など、必要なサポートを行っている。

●的確な診断で、治る可能性のある病気を見逃さない

同院では、外来初診患者や新規入院患者の約8割が65歳以上の高齢者で、うち7〜8割が認知症となっている。診療にあたって院長は「急がせない、驚かせない、自尊心を傷つけない」よう配慮しながら患者と向き合う。

認知機能の低下を調べるための心理検査のほか、血液検査や外部の読影機関とのダブルチェック体制で行うCT検査などを行い、甲状腺機能低下症や正常圧水頭症、慢性硬膜下血腫などを慎重に鑑別。「これらは認知症のような症状を示すのですが、治療すれば治る可能性があるため、見逃さないことが大切です」。精査や治療が必要であれば、連携病院などへ紹介している。

また、認知症ではないが軽度の認知障害がある場合、定期検査によって認知症への移行を早期に発見できるよう、半年から1年に1回の受診を促す。さらに、生活習慣の見直しや日常生活で体を使うこと、十分な睡眠の確保、地域の人たちとの交流や活動への参加など、認知症を予防するための助言も行っている。

認知症に伴う妄想や幻覚、徘徊、家族への暴力などの精神・行動症状がみられる場合は、急性期に対応する病棟で薬物療法を中心に作業療法などを行い、急

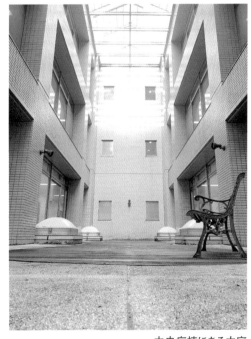

中央病棟にある中庭

性症状の軽減をめざす。その後は認知症治療病棟へ移行し、精神症状や身体合併症、ターミナルケアなど、患者それぞれの病態に応じた治療に取り組んでいる。

　糖尿病や高血圧、誤嚥性肺炎などの身体疾患の治療や栄養面などのケア、薬物の副作用のチェックなどもきめ細かく行うほか、退院後の生活に備えて身体機能が維持できるよう、体操や歩行練習など多彩なリハビリメニューも提案している。

●認知症や精神疾患の患者を地域で支える　体制作りに取り組む

　同院の近くには、退院後の患者ができるだけ元の生活に近い暮らしができるよう、介護老人保健施設や高齢者複合福祉施設などが開設され、退院後のフォローを受けやすい環境が整っている。だが院長は「こうした体制をここだけで完結するつもりはなく、これから同院が核となって地元の広を中心に、呉圏域の他の医療機関や各施設と密に連携を取りながら、支援体制を構築できる町づくりに取り組んでいきたい」と話す。

　認知症になっても精神疾患を持っていても、医療や介護、家族、行政などから必要なときに支援を受けながら、住み慣れた地域で暮らし続けることができる社会の実現をめざし、努力を惜しまない。

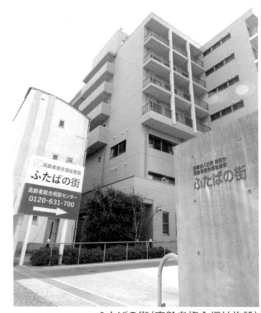

ふたばの街（高齢者複合福祉施設）

髙見 浩 院長
（たかみ・ひろし）

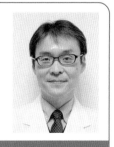

PROFILE

経　歴	1967年徳島県徳島市出身。1993年広島大学医学部卒業。広島大学病院、呉医療センター、広島市精神保健福祉センター、賀茂精神医療センターを経て、2009年ふたば病院副院長。2015年より1月から現職。
実　績	外来新患数420人（うち認知症疾患280人）、新規入院患者数200人（同130人）（2022年1～12月）
資　格	日本精神神経学会認定精神科専門医
趣　味	ドライブ
モットー	笑顔にできるように接すること

●院長の横顔

　中学の頃まではサッカーに明け暮れ、その後数学者になることを夢見ていた。志望校をめざしていた浪人中、医師を志す友人の「人を助けたい」という熱い思いに刺激を受け、自身も医師をめざすことに。そして「こころと脳」という高度で複雑な仕組みを解明したい、その病を抱えている人たちの役に立ちたい、という思いで精神科を選択した。

●院長からのメッセージ／百歳まで元気に過ごすために

　身体疾患と同様に精神疾患も早期発見・早期治療がとても重要です。早期に治療を始めることで、良好な経過をたどることが多くあります。何かおかしい、何か変だなと感じたら、早めに病院にご相談ください。精神疾患は自分では気づきにくいことがあり、周りの方の気づきもとても大切です。

　いつもと違うような様子に気づかれた際には、「どうしたの」と聞いてみて、「心配しているよ」というお気持ちを伝えてあげてください。ご心配な際にはご家族の方だけでもご相談ください。

　疾患を抱えていても、その人が持っている健康な部分や強みにも目を向けつつ、どのようなかかわりがその人にとってより良いものになるか、一緒に考えていきたいと思っています。

最新のリハビリ医療を導入し、効果的なチーム医療を実践

マッターホルンリハビリテーション病院

得意分野
回復期・維持期のリハビリテーション

白川 泰山　理事長・院長

呉市中通 1-5-25
0823-22-6868

診療時間：8:30～12:00／15:00～18:00
休 診 日：木・土曜午後、日曜、祝日
駐 車 場：10台
H　　　P：あり
スタッフ：理学療法士40人、作業療法士12人、言語聴覚士10人、柔道整復師2人、健康運動実践指導者1人
主な機器：MRI、CT、高気圧酸素治療機器、骨密度測定装置、マンモグラフィ、各種リハビリ機器

●地域社会、地域福祉と連携し、地域医療に貢献

　呉市は高齢者率が35％（2020年）と高齢化が進み、老老介護や独居世帯が問題となっている。「骨折でうちに来ても、70歳の方なら同居のご家族も比較的若いので問題はないが、80歳以上の方になると家に帰っても同世代の奥さんとの同居か、一人暮らしがほとんど。なかなか在宅復帰を勧めるのも難しい状況です。まずは身体能力を高め、健康寿命を延ばせるよう、前期高齢者の段階から病院で歩行能力を獲得するためのリハビリなどを行い健康増進に努めてもらいたい」と院長。呉市内は急性期病院が多いが、回復期病院は少なく、地域社会や地域福祉と連携を密にし、患者第一のリハビリテーションを中心に医療を提供している。

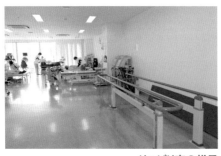

リハビリ室の様子

同院のリハビリテーション部は4部門で構成され、患者の入院（回復期）から退院、退院後の生活（生活期：外来〜訪問、通所）まで、医師、看護師、薬剤師、社会福祉士、リハビリテーションセラピスト等と連携して患者一人ひとりの「生活」を支援している。また病院内だけでなく、近隣の学校の部活動のサポートや指導などスポーツ現場へ赴くトレーナースタッフもいる。

●身体機能を補助、拡張するロボットスーツの導入

患者の内訳は40〜50%が大腿骨骨折、40%が脳疾患。脳卒中の患者には神経機能回復の促進を目的としたリハビリテーション「ニューロリハビリテーション」を、ロボットスーツと電気刺激を組み合わせてリハビリを行う。ロボットスーツは上肢5台、下肢5台を導入し、従来のセラピストが運動療法など患者の体に直接触れて行う手技に加え、ロボット機器の治療を織り交ぜ、より効果的な機能改善をめざす。ロボットスーツを装着することで「足が動かなくても機械を付けて動かすと、脳が勘違いして実際に動くようになります」。この方法を続けると体を動かすのに10必要だった力を5程度に下げても動くようになり、治るケースが出てきて脊髄損傷にも効果的とされている。

また国内におけるロボットリハビリテーションの歴史はまだ浅く、確立されたエビデンスも少ないため、同院でもデータを蓄積し、患者により良いリハビリテーションを提供すべく、適応や効果検証を行うなど研究活動にも尽力している。

そのほか、入院部門を中心に「患者様の機能改善は運動量に比例する」ことから、セラピストが行うリハビリテーション（合計9単位／1日180分）に加え、リハ助手による自主トレーニングを1日120分実施し、合計1日に300分患者に運動を提供して機能改善に努めている。

「介護予防によらず、意欲向上や動機づけはとても大事。その意欲次第でリハビリや治療の進

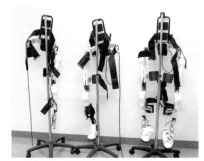

身体機能を補助、拡張するロボットスーツ。全国でも導入している施設は数少ない

み具合を左右することになります」。体の動きが不自由になり、人の手を借りなければならない。ただでさえ単調になりがちな入院生活でなかなか元気を出しづらい、意欲が出ない、といった理由も多く、大腿骨骨折や脳疾患の患者のうち、認知症やうつ病を発症するケースもある。「最終的な目的に向けて段階的に小さな目標を一つずつ設定し、達成していく。それをご本人と医療従事者が共有することで、患者さんに『できなかったことができるようになる』自信を持っていただき、また次のリハビリへと進む。この小さな成功体験の積み重ねがさらなるリハビリへの意欲へとつながります」と院長。

●がんなどの大きな病気の早期発見に注力

呉市内には大規模な急性期病院が多く、医療アクセスが良好。高齢化が進む中、ロコモティブシンドローム（骨や関節の病気、筋力やバランス能力の低下によって転倒・骨折しやすくなること）にならないように健康増進を勧め、いかに健康寿命を伸ばせられるかが課題。同院では先代の院長が整形外科疾患の患者の診察にあたり、未病の段階での健康介入が重要であると痛感。1997年には院内で健診をスタートさせ、以後リハビリテーションと予防医学を両輪としてきた。

同院の「クリニック広島健診」では女性専用受診日を設け、3Dマンモグラフィや乳腺エコーを揃え、質の高い健診を提供。検診数は年間約2300件を超える。また、呉市で唯一、移動健診を実施しており、施設健診と合わせて年間約2万5000人が受診している。今後は乳がんの新たな診断機器の導入や自覚症状がほとんどない膵がんの早期発見への取り組みも行っていく予定。「自分では些細はことだと思って放置していると、思わぬ形となって体に現れ、長く治療が必要になることがあります。体の不調を感じたら、些細なことでもまずはお気軽にご相談ください」

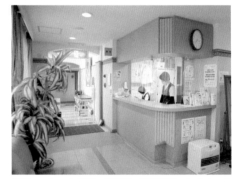

クリニック広島健診の受付。予約制なのでゆったりと健康診断を受けることができる

白川 泰山 理事長・院長
（しらかわ・たいざん）

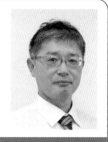

PROFILE

経　歴	1992年広島大学医学部卒業。同大整形外科入局。市立八幡浜総合病院、中国労災病院、信原病院（兵庫県）、広島県立安芸津病院を経て、2000年マッターホルン病院（2008年マッターホルンリハビリテーション病院に改称）着任。2003年同院院長、医療法人エム・エム会理事長就任。
実　績	外来患者数23,491人（2022年4月〜2023年3月）
資　格	日本整形外科学会認定整形外科専門医
趣　味	カープ観戦
モットー	Life is Motion

●院長の横顔

　父が開院したマッターホルン整形外科。病院名は「父が山好きだったのと、医療という山の頂に挑み続けたい」との思いから名付けた。父の専門は頸椎（けいつい）で、その影響から「機能回復につながり、患者さんの笑顔につながる」と整形外科をめざす。

●院長からのメッセージ／百歳まで元気に過ごすために

　患者さんと医師はしばしば無意識に「弱者と強者」の関係に陥りがちで、患者さんは思いがあってもなかなか言い出せないことが多くあります。基本的なことではありますが、患者さんの気持ちに寄り添い、お話を伺うことが一番大切であると考えています。進みは遅くとも、一歩一歩信頼関係を築いていけたらと考えています。

　また患者さんの大切なご家族に「このリハビリで本当に効果が出るのか」「この治療法は本当に適切なのか」といったような不安な気持ちを少しでも和らげるよう、時間をかけて丁寧にご説明していくことを心がけています。

オーラルフレイルを予防し、健康寿命の延伸へ

やけやま歯科医院

得意分野
包括的歯科診療、歯周病治療、
咬合（噛み合わせ）治療、予防歯科

國原 崇洋 院長

呉市焼山桜ケ丘 1-3-6
0823-34-1099

診療時間：8:30 ～ 12:00 ／ 14:00 ～ 18:00
（土曜は 17：00 まで）

休 診 日：月曜（手術患者のみ診療）、日曜

駐 車 場：共用

H　　P：あり

スタッフ：歯科医師 2 人、歯科衛生士 4 人、受付兼歯科助手 2 人

主な機器：CT、マイクロスコープ、炭酸ガスレーザー、外科用超音波切削器具、
高圧蒸気滅菌器、噛み合わせ診断装置、AED、口腔外バキューム、
生体モニター、訪問歯科診療ユニット

至 焼山
桜ケ丘団地入口
31
〒呉桜ケ丘郵便局
★
焼山金輪橋北
至 呉

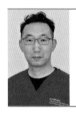

1971年福山市生まれ。96年広島大学歯学部卒業。開業医勤務を経て、
99年に同院を開院。呉市歯科医師会学術理事。

●口腔内の包括的治療で快適さを長く保つ

　同院では口腔内（こうくうない）の疾患を総合的に判断して、崩壊してしまった噛（か）み合わせを再建する「包括的歯科診療」を柱に診療している。患者が疾患に至った原因を究明、治療方針をしっかりと説明して再発を防ぎ、治療後は良い状態に保つためのリスク排除を患者と共有。患者との対話は、一方的にならないよう、CT 画像などを使いながら理解を深めてもらえるよう努めている。

　とくに患者が多い歯周病では、歯や歯の根に付着した、プラークやプラークのすみかになっている歯石を徹底的に除去し、歯周組織の破壊の進行を止めるための治療を行っている。同院では 2017 年から保険適用になった薬剤「トラフェルミン」を使い、歯の機能回復を行う再生療法を提供。

日常のケアを重視し、患者ごとに個別のケア方法の指導も行っている。院長は日々進歩している医療技術を習得するため、勉強会や学会の研修会にも頻繁に参加し、症例発表を行うなど最新医療に精通している。

●オーラルフレイルを防ぐ指導も積極的に行う

　院長が近年危惧するのが高齢者の嚥下機能の低下。口腔機能低下は、全身状態や生活にも大きく影響を与えることが、数々の疫学研究からわかっている。なかでも一番注視すべきは「フレイル」との関連。加齢とともに心身の活力が低下し、要介護状態となるリスクが高くなった状態でも、早く介入して適切に対策を行えば元の健常な状態に戻る可能性がある。

　「むせる・食べこぼす、滑舌が悪い、口が乾く、飲み込む力が弱い」といった些細なトラブルを放置してしまうことにより、食欲低下などが起こり、さらに、口腔機能低下（咬合力低下、舌運動機能低下など）が生じ、最終的に食べる機能の障害を引き起こすことに。この一連の過程をオーラルフレイルという。口腔内の些細なトラブルは、本人ではなかなか気づきにくく、家族など周りの方からの指摘で受診につながるケースが多いのが現状。同院ではブラッシング指導のほか、口や舌の動きをスムーズにする「筋トレ」で機能訓練を行い、口腔機能低下を早期に防ぐよう努めている。

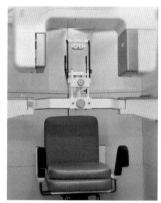

病変や神経等の位置を
3次元的に把握するためのCT

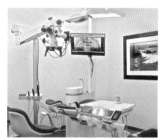

最新の診察台とマイクロスコープ

百歳まで元気に過ごすために　いつまでも美味しく安全に食べるために、セルフケアや定期健診は重要です。定期的な歯科検診でオーラルフレイルを予防し、全身の健康、そして健康寿命の延伸へとつなげましょう。

丁寧な説明と正確な診断で早期発見・早期治療に注力

川口歯科医院

得意分野
歯周病、義歯、咬合

川口 健二 院長

🏠 東広島市西条栄町
1-4-201

☎ **082-422-2039**

🕐 診療時間：9:00〜13:00／14:00〜19:00
（土曜午後は18:00まで）

🛁 休 診 日：木曜午後、日曜、祝日

🚗 駐 車 場：3台

💳 H　P：あり

👥 スタッフ：歯科医師2人（うち非常勤1人）、歯科衛生士4人、歯科助手兼受付2人

💉 主な機器：ピエゾン、高周波治療器、ケミクレープ、高圧蒸気滅菌器、レーザー、
CT、レントゲン

至 広島　JR 西条　山陽本線
西条駅南口
田中学習会　ホテルルートイン
東広島西条駅前
★

●わかりやすく丁寧な説明が好評

　同院は「今ある歯をどのように残していくかを第一に考え、安易に削らず、抜かない治療をしていくこと」をモットーに、口の健康回復を最優先に考え、患者が一生涯にわたり快適な生活を送れるようにサポートしている。

　「できるだけ痛みがないこと」「医院内が清潔であること」「やさしい笑顔でお出迎えすること」「きちんと丁寧に説明し、理解してもらうこと」を日々診療で心がけているという。中でも重点を置くのが、歯の状態や治療方法について、専門用語をわかりやすい言葉に言い換え、写真や絵を多用したオリジナルの資料を使い丁寧に説明。高齢者からもわかりやすいと評判。

　現在、介護施設2件とかかりつけ患者が入居する施設や病院への

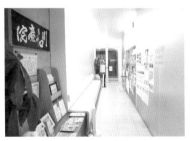

掲げられている木製の看板は
祖父の時代のもの

訪問診療を行っている。「介護施設では認知症の患者さんも多く、ご自分で歯を磨くこともままならない状態ですので、口腔ケアに伺っています」と院長は話す。また、噛み合わせや顎関節症など歯科疾患とはいえ、原因が体からくることも多いため、体のことを知っておく必要性を感じてカイロプラクティックを習得した。

●進行度に合わせて行う歯周病の治療

同院には、むし歯・補てつ・入れ歯（義歯）・予防治療など幅広い症状を抱えた患者が訪れるが、とくに多いのが歯周病。歯周病は歯肉炎が進行した状態。歯肉炎とは歯と歯茎の境目にある歯周ポケットにプラーク（歯石）が停滞して3日間が経つと、結合上皮という結合の弱いところから細菌が侵入し、歯肉が炎症を起こして歯茎が腫れる状態のこと。放置すると、炎症が広がり、歯を支えている歯根膜の繊維を切断し、歯周病が進行する。軽い歯周病を放置すると、歯を支える歯槽骨が退縮し、歯がグラグラになってしまう。

歯周病の治療では、検査時にプローブという器具を歯周ポケット（歯と歯茎の溝）に入れて、歯を支えている骨の吸収している部分を手探りで見つける。進行している場合はCT撮影により3次元的に画像でわかるため、より正確に診断することが可能。歯周病予防や治療にはプラークコントロール（歯みがきでプラークを除去する）が大事だが、中程度以上の歯周病では、歯周ポケット内の根面に付いているプラーク、歯石や感染したセメント質を除去（根面デブライオメント）していく。

歯周病の予防・改善には口腔環境はもちろん、生活習慣を見直して全身の健康状態を整えることが

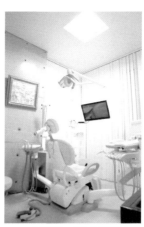

白で統一された爽やかな
治療室

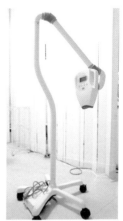

安全性を重視した
ホワイトニング

重要となる。同院では３か月ごとに、歯周病の原因となる歯石や歯垢（しこう）を除去し、ブラッシング指導を行うほか、生活改善にも力を注いでいる。「患者さんのご要望をお聞きし、話し合いの中で最善の治療方法を提案していきます」と院長。

●歯周病対策がオーラルフレイル、介護予防に

「歯周病はかつて、お口の中の病気と単純に捉えられるのが一般的でした。しかし最近では歯や口だけでなく、全身の健康にも深くかかわっていることが明らかになってきています。逆に全身状態が口の中の健康に大きく影響することも報告されています」

　例えば、誤嚥性肺炎（ごえんせいはいえん）、糖尿病、認知症などが歯周病と関連があるといわれる。

　誤嚥性肺炎は自らの唾液や食べ物を誤って肺に入り込んで、肺炎を起こす症状。その原因は唾液の中に含まれる細菌。歯周病の多くは肺炎の原因となるもので、歯周病の人ほど誤嚥性肺炎になるリスクが高いといえる。

　糖尿病の人は、免疫力が低下して歯茎の炎症が起こりやすくなるため、歯周病を引き起こし悪化させることもある。また、歯周病原因菌の刺激により動脈硬化を誘導する物質が出て、血管内にプラーク（柔らかい沈着物）ができて蓄積するため、動脈硬化のリスクが高くなる。脳血管性認知症の主な原因は脳血管障害であるため、歯周病を予防して動脈硬化のリスクを減らすことが認知症予防につながる。

　「いつまでも美味しいものを自分の歯で食べたり、健康維持するためには毎日の歯のお手入れが必要です。定期的なチェックを心がけ、お口の機能低下（オーラルフレイル）の兆候を早期に発見して健康寿命を伸ばしましょう」

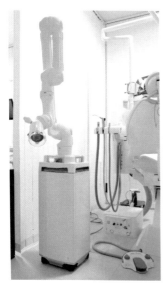

安心・安全な治療の提供のために
口腔外バキュームを設置

川口 健二 院長
（かわぐち・けんじ）

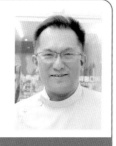

PROFILE

経　歴	1968年東広島市生まれ。1994年東京歯科大学卒業。東京歯科大学水道橋病院保存科入局、開業医（東京都新宿区）勤務を経て、1997年同院を継承し院長就任。東広島市歯科医師会専務理事。
実　績	患者数3,300人（2022年1〜12月）
趣　味	読書
モットー	為せば成る 為さねば成らぬ何事も

●院長の横顔

　中学2年のとき、10歳上の姉の東京歯科大学卒業式に父親と一緒に参列し、厳かな雰囲気や新校舎に憧れをもち、ここで大学生活を送りたいと思うように。さらに同校出身である父親の同級生（教授等）にも謝恩会で会うこともあり、「学びたい」という思いが募り、歯科医師をめざして受験した。

　同院は1920年開院、現院長で3代目にあたり長い歴史をもつ。祖父はもともと医師だったが、体が弱く往診がつらかったそうで歯科医師に転向。当時、東京歯科大学の前身・東京歯科医学校に入学し勉学に励んだ。

●院長からのメッセージ／百歳まで元気に過ごすために

　「歯医者は歯が悪くなってから行くところ」という考えが今でも根強くありますが、問題が起きたら治療するというのを繰り返すばかりでは、いずれ多くの歯を失う結果を招いてしまいます。一生のうち大切な歯を1本でも多く守るためには、何より虫歯と歯周病を未然に防ぐことが大事です。最低でも1年に一度はかかりつけ医で定期的なチェックやクリーニングを受け、疾患の予防と早期発見・早期治療を心がけましょう。

いつまでも元気に歩ける体の維持を応援する

こばやし整形外科クリニック

得意分野
膝関節診療、骨粗しょう症

小林 健二 院長

東広島市黒瀬町楢原 788-1

☎ 0823-83-0101

🕐 診療時間：9:00～12:30／14:30～18:00
🏥 休診日：水・土曜午後、日曜、祝日
🚗 駐車場：30台
🖥 HP　P：あり
👥 スタッフ：医師1人、看護師4人、放射線技師2人、理学療法士10人、受付医療事務6人、リハビリ助手3人
💉 主な機器：MRI、骨密度測定装置、レントゲン撮影装置、超音波診断装置、ウォーターベッド、低周波治療器、マイクロ波治療器、自動間欠牽引装置

地図：★ ↑至 黒瀬IC　土井原(北)　土井原　ゆめタウン黒瀬　ジュンテンドー黒瀬　↓至 安浦

●地域に愛される癒しのクリニックをめざす

　2023年5月に開業5周年を迎えた。外傷などの急性疾患から、変形性膝関節症や腰椎症などの慢性疾患まで幅広く診療している。

　地域の方々に喜んでもらいたいとの一心から、2023年3月1日、MRIを新設した。また、より快適な機能訓練を提供したいという想いから、リハビリテーション室も拡張した。

　リハビリテーションは主に予約制。「一度受けていただいたらその良さに気づかれると思います」と自信をのぞかせる院長。多職種によるカンファレンス（検討会）も定期的に行っている。

　県道34号線（矢野安浦線）、国道375号線、東広島呉自動車道など交通のアクセスも良く、地域住民のみならず、遠

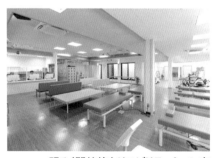

明るく開放的なリハビリテーション室

くは県外からも多数の患者が来院している。

●一人ひとりに寄り添った丁寧な診療

2023年3月からはMRIを導入。より詳細な画像診断が可能となった。患者一人ひとりに寄り添ったケアプランを立てるには、まずは正しく診断すること、そして病状や今後必要となる治療について十分に理解してもらうことが何よりも大切であると考えている。

開業して間もなく、地域に運動機能低下の患者が多いことに気づき、すぐにリハビリテーション部門の充実に取り組んだ。また毎日のように来院される脊椎圧迫骨折患者の多さに驚き、骨粗しょう症治療にも積極的に取り組んでいる。「手術が必要と考えた患者さんには、その必要性についてできるだけ丁寧にわかりやすく説明しています」と院長。今後も地域の人たちの生活に寄り添えるような整形外科医療を届けたいと考えている。

●百歳まで元気

「体力を維持するためには、持久力、瞬発力、体の柔軟性のすべてを維持していくことが必要といわれています。結局、日々の運動がとて

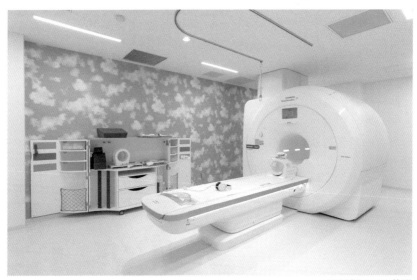

最新鋭のMRI装置

も大切なんです」と院長。あまり知られていないが、広島県の女性の健康寿命は全国でも下位に位置しており、車移動を多用することによる運動不足が原因の一つと考えられている。患者の状態に合わせた運動療法を提案し、自力での開始・継続が困難と考えた方には理学療法を処方している。

　骨の健康も、体力維持には不可欠である。同院では骨密度検査に加え血液中の骨代謝マーカーを測定し、より詳細な状態把握とそれに応じた骨粗しょう症治療を提案している。「骨を作る骨芽細胞（こつが）は運動により活性化することが知られています。また近年この細胞は、単に骨を作るだけでなく、さまざまな物質を分泌し、記憶力、筋力、生殖能力や免疫能力まで関与していることがわかっています。体を若々しく保つためには、運動は必要不可欠と言っても過言ではありません。少しずつでもよいので、運動を一緒に始めてみましょう」と院長。

　一度低下した体力を取り戻すのは容易なことではない。何か不安があれば、一度クリニックに相談してほしいという。

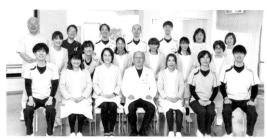

スタッフ一同、地域に愛されるクリニックをめざします

●大学とも協力しながら地域貢献

　同院には近隣の広島国際大学や広島大学の大学院生が在籍し、研修している。患者さんファーストの優秀な理学療法士を育成していきたいとその意気込みを語った。

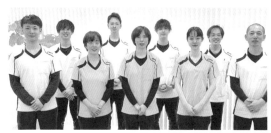

リハビリを全力で支えます

小林 健二 院長
（こばやし・けんじ）

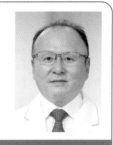

PROFILE

経　歴	東広島市西条町出身。1992年広島大学医学部卒業。同大学病院研修の後、中国労災病院、済生会広島病院を経て、1997年広島大学大学院。2003年米国ピッツバーグ大学客員研究員。2005帰国後、2006年から安佐市民病院整形外科副部長に着任（2007年より部長）、膝関節外科を立ち上げる。2013年からヒロシマ平松病院膝・関節外科センター長。2018年こばやし整形外科クリニック開業。
資　格	日本整形外科学会認定整形外科専門医
趣　味	ゴルフ、バードウォッチング
モットー	一期一会

●院長の横顔

　認知症となった祖母の力になりたかったというのが医師をめざした原体験だ。老人医療を充実させたいという考えは現在も変わらない。広島大学時代には医師のハードワークに耐えうる体力形成が必要と考え、ラグビー部に所属した。ポジションはスクラムハーフ。大学4年時にはキャプテンとして日本の医学部史上初のニュージーランド遠征を遂行した。当時の仲間とは現在も深い交流がある。「One for all, all for one」が好きな言葉。

　足関節に何度もけがをしたことや、先輩たちからの強い勧誘もあり広島大学整形外科学教室に入局。現広島大学長の越智光夫先生にあこがれ、膝を専門とした。

　米国への留学時代には、その膝とスポーツ整形外科の手術治療について造詣を深めた。世界各国から大勢の客員研究員が所属する中で中心的存在として活動した。また基礎研究分野においては、軟骨再生、形成外科など3つの研究室に参加し、主研究員として実験に打ち込んだ。これまでに培った知識と経験を今後もさらに深めていき、地域医療に還元したいと模索を続けている。

●院長からのメッセージ／百歳まで元気に過ごすために

　患者さんお一人おひとりには、それぞれ異なった人生観があります。たとえ同じ病状でも、治療に対するお考えは患者さんによって千差万別です。当院では、ご相談内容をできるだけ的確に捉えられるよう問診や身体所見の把握に力を入れております。患者さんが一体何を困っておられるのか、何がご不安なのか、そしてどうすればその不安を取り除くことができるのか、最適な治療は何なのかなど、ご一緒に考えながら治療を行ってまいります。また2023年3月1日から、最新型MRI装置を導入しました。レントゲンに写らない軟部組織の状態把握が格段に改善されました。皆様に信頼されるクリニックをめざして今後も努力してまいります。

専門性を生かした質の高い認知症ケアで地域医療に貢献

千代田病院

瀬川 昌弘 院長 瀬川 芳久 理事長

🏠 山県郡北広島町今田 3860

☎ 0826-72-6511

🕐 診療時間：9:00〜12:30／14:30〜17:30（精神科・心療内科は午前のみ、火・水・金曜の午後は内科）

🈺 休 診 日：木・土曜午後、日曜、祝日

🚗 駐 車 場：15台

🅿 H　P：あり

👫 スタッフ：165人（グループ全体190人）

🏥 施　　　設：病棟病床数 158 床（認知症治療病棟 96 床、精神病棟 62 床）

🤝 提携病院：広島大学病院、広島市立北部医療センター安佐市民病院、吉田総合病院、サカ緑井病院など

●人間性を尊重した医療で地域社会に貢献

　千代田病院は 3 つの病棟を備え、重度認知症や高齢で身体合併症を持つ精神疾患の入院治療を行っている。2013 年に認知症疾患医療センターを開設し、院長が主任センター長を兼任、認知症診断や薬物治療、家庭対応や支援、相談に応じている。豊かな自然環境の中に囲まれ、高齢社会における適切な医療やリハビリ体制の整備をすすめる中で「早期発見、早期治療を通じて、地域社会に貢献したい」と院長。基本理念は“患者さんの人間性を尊重した医療を行う”こと。単に薬などで症状を抑え込むのではなく、患者の持つ潜在的な能力までも引き出せるようなかかわりをめざしている。

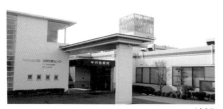
外観

●専門知識を有した多職種のスタッフで認知症をケア

認知症は①アルツハイマー型（脳の神経細胞や脳細胞同士のネットワークが減少）、②脳血管性（脳の血流が滞って神経細胞やネットワークの一部が壊死することで起こる）、③レビー小体型（パーキンソン病によく似た体のこわばりや歩行困難、幻視が起こりやすい）、④前頭側頭型（脳の前頭葉と側頭葉が特徴的に萎縮）の４つが有名である。アルツハイマー型が全体の約６割程度を占める。

初診では問診のほか、脳の画像検査、聞き取りや筆記などの認知機能検査、手足の震えやこわばりといった神経症状について丁寧に確認し、内科疾患の有無も合わせて鑑別診断を行う。治療は、初期～中期にかけては、症状の進行を遅らせる抗認知症薬の服用が基本。現在使える薬は４種類あり、認知症のタイプと精神状態により選択する。

院長はこれまで培ってきた臨床経験と、大学病院時代に得た薬理学の知見や文献も参考にしながら、慎重に治療法を選択している。「精神科の薬にはマイナスのイメージが付きまといますが、高齢の方には種類を選んで微量から服用していただくことで、ご家族も驚くような穏やかさを取り戻すことがあります」。薬の管理は、

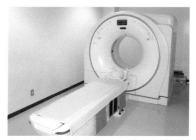

CTにより頭の中や体内の構造を様々な角度から、より綿密に調べることができる

夫婦共に認知症や老々介護などさまざまな事情があり、家族だけでは難しい現状がある。「薬の飲み合わせや合併症についても注意が必要な

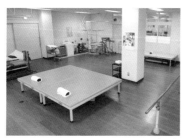

リハビリ室

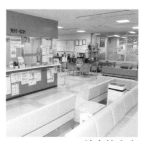

外来待合室

173

ため、市町の補助やデイサービスなどの利用をためらわないでほしい」と院長は話す。

認知症の治療病床が96床あり、急性期の重度認知症患者の治療に重点を置いている。入院または外来治療の選択は、患者の家族のニーズに合わせて行う。症状が重度になってから初めて来院する患者も多く、薬物調整のために外来を希望しても入院治療を病院側から依頼することも多い。

また、精神科では法律上、症状の激しい患者には身体拘束や隔離が認められているが、高齢患者には精神的身体的影響が出る可能性があるため、同院ではできる限り行わずに環境調整に傾注している。これは簡単容易なことではないと認識しつつも、患者の人間性を尊重し、病棟で自由に動きながら元気になってもらいたい、という思いに共鳴するスタッフとの信頼関係に基づく協力体制のもと、多職種チームを形成して全力で患者一人ひとりと向き合っている。

同院では看取りにも注力している。患者の心理的ケアはもちろん、看取りを受け入れる家族へのケアにも真摯に取り組む。重度認知症や超高齢者となると、積極的な高度医療を行わないという選択肢も出てくる。"よい看取り"とは何であるか模索の日々が続く。

●自立を促す共同生活型グループホーム「やどりぎ」

2022年春には新たに、認知症対応型共同生活介護グループホーム「やどりぎ」を開設。このグループホームでは認知症のある要介護者が介護スタッフによる入浴、排せつ、食事等の日常の介護や機能訓練を行いながら、少人数で共同生活を送る。食事の支度、掃除、洗濯等をスタッフの手を借りながらも各自行うことで、役割をもち、自立を促す。家庭的で落ち着いた雰囲気の中で生活することにより、認知症の症状の改善や進行の防止を図り、おだやかな日々を送っていただいている。

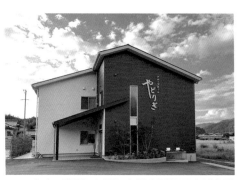

2022年春に開設した認知症対応型共同生活介護
グループホーム「やどりぎ」

瀬川 昌弘 院長
（せがわ・まさひろ）

PROFILE

経　　歴	1978年広島市生まれ。2005年三重大学医学部卒業。広島大学病院、三原病院、広島大学病院（同大学院医歯薬保健学研究院特任助教併任）等を経て、2016年同院精神科部長、2018年より副院長、2022年より現職。広島県北部・安芸・認知症疾患医療センター主任センター長兼務。
実　　績	外来患者数は延べ15238人（2022年1〜12月）、病床利用率は88.3%
資　　格	日本精神神経学会認定精神科専門医
趣　　味	多肉植物栽培、陶器鑑賞
モットー	まず、自分が動く

●院長からのメッセージ／百歳まで元気に過ごすために

　加齢によるもの忘れと認知症は明確に異なり、早期発見・早期診断によって治療が可能なケースもあります。また早期であれば、進行を遅らせることも可能です。本人に自覚症状がなくても、少しでも本人の異変を感じたときは、周りの家族が早めに検査を受けてもらうようフォローするとよいでしょう。

瀬川 芳久 理事長
（せがわ・よしひさ）

PROFILE

経　　歴	1945年旧満州吉林州省主嶺生まれ。戦後まもなく鹿児島市へ移り住み、1971年広島大学医学部卒業。広島大学医学部付属病院、広島鉄道病院を経て1990年同院開業。医療法人社団せがわ会理事長。
資　　格	日本精神神経学会認定精神科専門医
趣　　味	園芸、ドライブ
モットー	和敬清寂

●理事長からのメッセージ／百歳まで元気に過ごすために

　発見が遅れがちになる認知症ですが、早めの対策をどう講じるかが認知症治療のひとつのポイントです。「健康チェックで検査を受けてみよう」くらいの気持ちでも構いません。数分前のことを忘れてしまうなどの症状が出たら、一度受診をお勧めします。

■装幀／スタジオ ギブ
■本文ＤＴＰ／濱先貴之
■図版／岡本善弘（アルフォンス）
■帯のイラスト／おうみかずひろ
■取材・執筆／中川よしこ　桂寿美江　野村恵利子　入江太日利
■企画・販売促進／西本 恵
■編集／石原倖矢　末廣有美　橋口 環　本永鈴枝　前田優衣
■編集協力／西岡真奈美

＊本書の編集にあたり、病院や診療所の医師および関係者の皆さまから多大なる
　ご協力をいただきました。お礼を申し上げます。
＊広島県の「かかりつけ医シリーズ」を引き続き発行していく予定ですので、ご意見、
　ご要望がありましたら、編集部あてにハガキおよび南々社ホームページにお寄せ
　ください。

迷ったときの かかりつけ医＆病院 広島

―― かかりつけ医シリーズ ⑩百歳まで元気編

2023 年 6 月 30 日　初版　第 1 刷

編　著／医療評価ガイド編集部
発行者／西元俊典
発行所／有限会社 南々社
　　　　〒 732-0048 広島市東区山根町 27-2
　　　　TEL.082-261-8243　FAX.082-261-8647

印刷製本所／株式会社 シナノ パブリッシング プレス
＊定価はカバーに表示してあります。